Ankita Handa

Laser em endodontia

ScienciaScripts

Imprint

Any brand names and product names mentioned in this book are subject to trademark, brand or patent protection and are trademarks or registered trademarks of their respective holders. The use of brand names, product names, common names, trade names, product descriptions etc. even without a particular marking in this work is in no way to be construed to mean that such names may be regarded as unrestricted in respect of trademark and brand protection legislation and could thus be used by anyone.

Cover image: www.ingimage.com

This book is a translation from the original published under ISBN 978-620-7-64897-9.

Publisher:
Sciencia Scripts
is a trademark of
Dodo Books Indian Ocean Ltd. and OmniScriptum S.R.L publishing group

120 High Road, East Finchley, London, N2 9ED, United Kingdom
Str. Armeneasca 28/1, office 1, Chisinau MD-2012, Republic of Moldova, Europe
Printed at: see last page
ISBN: 978-620-7-68806-7

RECONHECIMENTO

As bênçãos do Todo-Poderoso, o apoio da minha família e um ambiente de incentivo constante do Departamento contribuíram para a realização deste trabalho.

*Com sentido de gratidão e respeito, expresso os meus mais cordiais e humildes agradecimentos ao meu respeitado professor e guia **Dr. Bhupinder Kaur Padda**. MDS, Professor e Diretor do Departamento. Department of Conservative Dentistry and Endodontics, Hazaribagh College of dental sciences and hospital, pela sua excelente orientação. Sem o seu estímulo intelectual e a sua profunda compreensão, não me teria sido possível concluir este livro.*

*É com imenso prazer e profundo sentimento de gratidão que agradeço aos meus pais, **Sr. Anand Prakash Handa e Sra. Nishi Handa**, aos meus irmãos e cunhados, **Dr. Aakash Handa**, **Akshay Handa e Dr. Sonam Handa**, e ao meu pequeno ângulo, o meu sobrinho **Atharva Handa**, e ao meu marido, Sr. **Sunit Choudhary,** pelo seu apoio e encorajamento incondicional para aumentar o meu entusiasmo.*

Por último, gostaria de agradecer a todos aqueles que contribuíram direta ou indiretamente para a realização deste livro.

Dr. Ankita Handa

Índice

CAPÍTULO 1: INTRODUÇÃO 3

CAPÍTULO 2: HISTÓRIA 7

CAPÍTULO 3: FÍSICA DOS LASERS 17

CAPÍTULO 4: PRINCIPAIS COMPONENTES DE UM LASER 30

CAPÍTULO 5: CONTROLO DO LASER CIRÚRGICO 35

CAPÍTULO 6: CLASSIFICAÇÃO DOS LASERS 43

CAPÍTULO 7: INTERACÇÕES LASER-TECIDO 48

CAPÍTULO 8: EFEITOS DA IRRADIAÇÃO LASER NOS TECIDOS 57

CAPÍTULO 9: COMPRIMENTO DE ONDA DO LASER UTILIZADO EM MEDICINA DENTÁRIA 60

CAPÍTULO 10: LASER EM ENDODONTIA 89

CAPÍTULO 11: RISCOS, REGULAMENTAÇÃO E SEGURANÇA DO LASER UTILIZADO EM MEDICINA DENTÁRIA 169

CAPÍTULO 12: VANTAGENS E DESVANTAGENS 189

CONCLUSÃO 193

REFERÊNCIAS 196

CAPÍTULO 1 : INTRODUÇÃO

A aprendizagem no domínio da medicina dentária é um processo contínuo de aquisição de conhecimentos através de uma abordagem sistemática e da sensibilização para os últimos avanços tecnológicos[1]. O impacto da atual revolução científica e tecnológica no campo da medicina dentária é bem refletido pela sua Arena em constante elaboração e mutação. Foram realizados estudos prodigiosos nos últimos vinte anos.

O desenvolvimento da peça de mão de alta velocidade desempenhou um papel importante na remoção mais conservadora e eficiente da estrutura dentária para o procedimento de restauração. A ligação mecânica da restauração da estrutura dentária através do condicionamento do esmalte e da dentina e a utilização de um sistema de ligação conduziram ao desenvolvimento de muitos materiais compósitos novos que eliminaram o conceito de **extensão para prevenção**[2].

O desenvolvimento da câmara intra-oral, da radiografia de subtração digital, do microscópio operatório e do localizador eletrónico do ápice são simplesmente elaborações e aperfeiçoamentos de ideias propostas, investigadas e publicadas por cientistas dentários há gerações.

Em apenas uma geração, o laser saiu do reino da fantasia e entrou na vida quotidiana. Longe vão os dias em que se utilizavam motores de correia para remover cáries dos dentes. Os motores deram lugar a rotores de ar que, atualmente, parecem estar a dar lugar ao aparelho de abrasão a ar. A radiografia é um dos exemplos mais notáveis de como as mudanças tecnológicas influenciam a forma como a terapia dentária foi concebida e executada. Uma tecnologia muito interessante, que está a fazer grandes incursões em várias áreas da medicina dentária hoje em dia, é a tecnologia **LASER.** As palavras "poderoso", "preciso" e "inovador" complementam a nossa conceção do mundo, em termos de tecnologia, enquanto os pacientes associam frequentemente a palavra "mágico" e "rápido como um relâmpago" à utilização do laser na prática dentária[3]

Em 1960, **Theadore Maimen**[4], um cientista da Hughes aircraft Corporation, desenvolveu o primeiro dispositivo laser funcional que emitia um feixe de cor vermelha profunda a partir de um cristal de rubi. No início dos anos 60, **o Dr. A.L. Schawlow,** co-inventor do laser principal, descreveu o laser como

"A invenção em busca de uma aplicação"

Um ano após o feito **de Maiman, Goldman**[5] criou o primeiro laboratório médico de laser na Universidade de Cincinnati stop. É reconhecido como o primeiro médico a utilizar a tecnologia laser, trabalhando inicialmente com laser de rubi.

Os LASERS parecem estar em todo o lado, desde o mais pequeno ponteiro laser utilizado pelos jovens para se divertirem, até ao complexo laser utilizado em medicina. As aplicações do laser hoje em dia vão desde o leitor de discos compactos a laser que fornece música nas nossas casas, até aos que medem a distância até à lua ou criam guerras guiadas por laser. Entre as aplicações laser mais importantes contam-se as da medicina e da medicina dentária.

LASER" é um acrónimo de **"Light Amplification Of Stimulated Emission Of Radiation" (Amplificação da Luz por Emissão Estimulada de Radiação).** Um laser médico ou dispositivos médicos incluem uma fonte de eletricidade, um espelho para dirigir o feixe, um cristal ou gás que é estimulado a emitir a luz e tubos para fornecer a energia luminosa. A natureza do material através do qual a luz passa determina as propriedades específicas do laser e, por conseguinte, define o que pode fazer no corpo humano.

O primeiro laser utilizado em medicina dentária foi relatado por **Weichmen** e **Johnson** em 1971, que tentaram selar o forame apical in vitro através de um laser infravermelho de alta potência. Quando utilizados de forma eficaz e ética, os lasers constituem uma modalidade de tratamento excecional para muitas condições clínicas que os dentistas enfrentam diariamente. Os lasers oferecem a capacidade de ultrapassar facilmente curvas e dobras na boca, dependendo da definição de potência e do modo de aplicação, vaporizam, coagulam e cortam tecidos. Com a utilização do laser, a dor é reduzida a zero em 90% das vezes, provavelmente devido à selagem das fibras nervosas. Os outros 10% do tempo o paciente terá dor em várias intensidades e duração. Os lasers provocam uma redução do número de bactérias e, nalgumas áreas, podem mesmo esterilizar o campo. Atualmente, os lasers dentários são pequenos, leves, altamente portáteis e cada vez mais acessíveis.

Os benefícios estabelecidos do laser na medicina dentária clínica incluem procedimentos em tecidos moles, fluorescência a laser, deteção de cáries e fluxometria Doppler a laser para testar a vitalidade da polpa. Embora a utilização potencial se concentre nos tecidos duros, como a remoção de cáries, a preparação de cavidades, a remineralização de lesões cariosas incipientes e os procedimentos endodônticos, os lasers ainda não substituíram com êxito o ruído da peça de mão. Este facto deve-se à preocupação com o efeito térmico deletério dos lasers na polpa subjacente.

De acordo com um inquérito recente realizado nos Estados Unidos da América, cerca de dois terços dos consumidores gostariam de ver o laser no consultório dentário, embora apenas cerca de 3,5% dos dentistas o utilizem. A razão para este receio reside no custo e na dimensão do equipamento. No entanto, a investigação incessante em curso promete uma unidade de laser sem esta lacuna, num futuro próximo. O laser dentário do futuro pode eliminar cáries, efetuar cirurgias ósseas ou tratamentos de canal. Os investigadores prevêem uma unidade de laser em que pode ligar ou desligar diferentes tipos de laser consoante o procedimento a efetuar, como se costuma dizer;

"Nada arriscado, nada ganho"

Com o rápido desenvolvimento da tecnologia laser, estão agora disponíveis novos lasers com uma vasta gama de características, que estão a ser utilizados em vários campos da medicina dentária. A procura de novos dispositivos e tecnologias para procedimentos endodônticos foi sempre um desafio nas últimas duas décadas, tendo sido adquirida muita experiência e conhecimentos. No entanto, na endodontia em particular, a aceitação desta tecnologia pelos clínicos tem permanecido limitada; talvez em parte devido ao facto de esta tecnologia esbater a fronteira entre a investigação técnica, biológica e dentária.

O objetivo desta dissertação da biblioteca é fornecer uma visão geral das actuais e possíveis futuras aplicações clínicas dos lasers em endodontia, incluindo a sua utilização na elevação da hipersensibilidade dentária, modificação da estrutura da dentina, diagnóstico pulpar, capeamento pulpar e pulpotomia.

CAPÍTULO 2 : HISTÓRIA

A luz é utilizada como agente terapêutico há muitos séculos. Desde a helioterapia na Grécia até à utilização da foto-quimioterapia em países como a Índia, o Egipto e a China. Na mesma linha, desde a descoberta do "laser" nos anos 60, os investigadores começaram a estudar a viabilidade da utilização de diferentes tipos de lasers para fins medicinais. Nos últimos 40 anos, registaram-se avanços significativos na investigação dentária sobre a utilização do laser. Este capítulo apresenta uma breve panorâmica histórica da gama de utilizações experimentais e clínicas intra-orais de lasers investigadas ao longo dos anos.

A base teórica que postulava a produção de luz intensa com uma configuração específica é anterior ao desenvolvimento do primeiro laser em mais de quarenta anos. Em 1704, Newton caracterizou a luz como um fluxo de partículas. A experiência de interferência de Young em 1803 e a descoberta da polaridade da luz convenceram outros cientistas da época de que a luz era emitida sob a forma de ondas. O conceito de radiação electromagnética, de que a "luz" é um exemplo, foi descrito de forma matemática por Maxwell, em 1880. A teoria electromagnética (EM) de Maxwell explicava a luz como vibrações rápidas de campos EM devidas à oscilação de partículas carregadas. Na viragem do século XX, o fenómeno da radiação do corpo negro pôs em causa a teoria da luz em forma de onda. As estruturas atómicas absorviam a energia electromagnética incidente e ficavam excitadas num nível superior, que decaía subsequentemente para um estado inferior e estável, com a libertação de energia emissiva. De acordo com a teoria EM de Maxwell, a intensidade energética das emissões EM com uma dada frequência é proporcional ao quadrado dessa frequência. Os trabalhos adicionais realizados por Hertz sobre o "efeito fotoelétrico" (um estudo pioneiro sobre a emissão de raios catódicos) e por Planck sobre a formulação da distribuição da radiação emitida por um corpo negro ou por um absorvedor perfeito de energia radiante, complementaram ainda mais a compreensão da propagação da luz. O significado da constante de Planck neste contexto é que a radiação, tal como a luz, é emitida, transmitida e absorvida em pacotes discretos de energia ou quanta, determinados pela frequência da radiação e pelo valor da constante de Planck.

As observações de que o número de electrões libertados no efeito fotoelétrico é proporcional à intensidade da luz e de que a frequência, ou comprimento de onda, da luz determina a energia cinética máxima dos electrões, indicavam um tipo de interação entre a luz e a matéria que não podia ser explicado em termos de física clássica. A procura de uma explicação conduziu, em 1905, à teoria fundamental de Albert Einstein, segundo a qual a luz pode ser considerada alternativamente como composta por partículas discretas (fotões), equivalentes a quanta de energia.

Ao explicar o efeito fotoelétrico, Einstein supôs que um fotão podia penetrar na matéria, onde colidiria com um átomo. Como todos os átomos têm electrões, um eletrão seria ejetado do átomo pela energia do fotão, com grande velocidade.

Einstein também previu, em 1917, em *Zur Theorie der Strahlung2* (Teoria do Comprimento de Onda), que quando existe a inversão da população entre os níveis de energia superior e inferior nos sistemas atómicos, é possível realizar radiação estimulada amplificada, ou seja, luz laser. A emissão de radiação electromagnética estimulada tem a mesma frequência (comprimento de onda) e fase (coerência) que a radiação incidente.

MÁSCARA

O espetro eletromagnético é uma disposição comparativa da energia electromagnética (quanta fotónicos) em relação ao comprimento de onda, abrangendo as radiações gama e X ultra-curtas, passando pela luz visível, até às micro-ondas e às ondas de rádio ultra-longas. Em 1953, Charles Townes, em experiências com micro-ondas, criou um dispositivo que permitia amplificar estas radiações, fazendo-as passar por gás amoníaco. Tratava-se do primeiro MASER (amplificação de micro-ondas por emissão estimulada de radiação) e foi desenvolvido como auxiliar dos sistemas de comunicação e de cronometragem (o "relógio atómico"). Verificou-se que apenas uma fração da energia incidente era convertida em energia do maser, sendo a maior emissão sob a forma de calor; a potência de saída dos primeiros masers era da ordem de alguns micro watts.

Os trabalhos experimentais efectuados por outros trabalhadores sobre vários comprimentos de onda de energia incidente e materiais-alvo resultaram na invenção do primeiro LASER (amplificação da luz por emissão estimulada de radiação) por Theodore Maiman4 , na Hughes Aircraft Company, EUA, em 1960.

LASER

O trabalho experimental sobre a física da produção de luz laser realçou a atração da utilização de energia de radiação intensa, de comprimento de onda único, em muitas aplicações militares e de comunicações. O laser de Maiman utilizava um rubi sólido como "meio ativo", que era energizado ou "bombeado" por uma fonte eléctrica (Fig. 1).

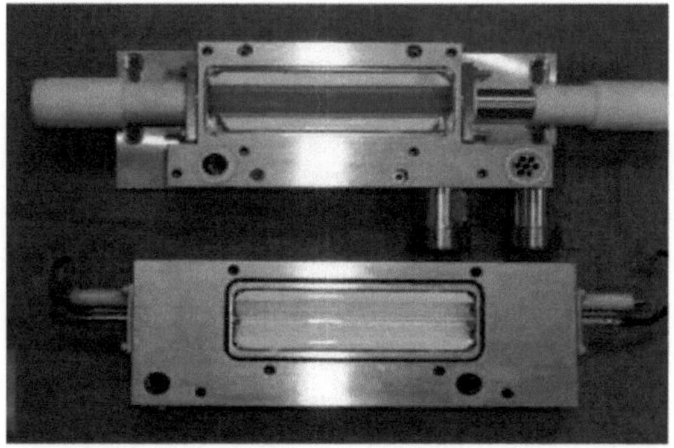

FIG 1- Exemplo de um meio ativo de vareta de rubi, semelhante ao utilizado no primeiro laser de Maiman

Muitos outros tipos de laser foram inventados pouco depois do laser de rubi sólido - o primeiro laser de urânio pelos Laboratórios IBM (em novembro de 1960), o primeiro laser de hélio-néon pelos Laboratórios Bell em 1961 e o primeiro laser de semicondutores por Robert Hall nos Laboratórios General Electric em 1962; o primeiro laser de granada de ítrio-alumínio dopado com neodímio (Nd:YAG) e o primeiro laser de CO_2 pelos Laboratórios Bell em 1964, o laser de iões de árgon em 1964, o laser químico em 1965 e o laser de vapor metálico em 1966. Em cada caso, o "nome" do laser foi anotado em relação ao meio ativo (fonte de fotões laser) utilizado.

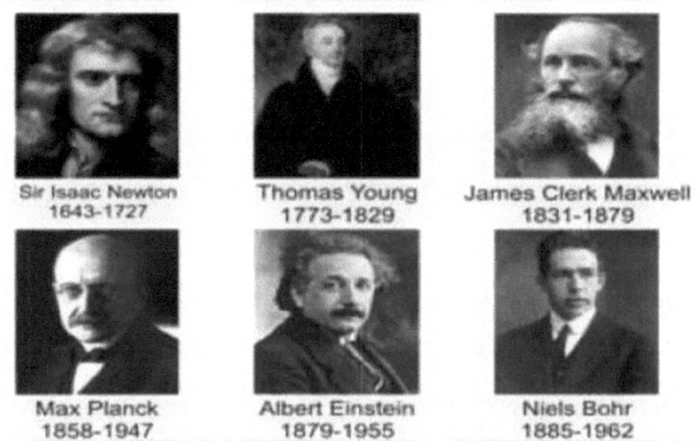

Fig2 - pioneiros da luz que definiram a compreensão da radiação electromagnética e da fotónica laser

A história dos lasers começa e remonta à física moderna, após os conceitos revolucionários de Einstein.

1916- Albert Einstein desenvolveu a "Teoria da Emissão de Luz" e o "Conceito de Emissão Estimulada".

1928- Rudolph W Landenburg confirma a existência da emissão estimulada e da absorção negativa.

1940- Valentin A Fabrikant assinala a possibilidade de inversão da população.

1947- Willis E Lamb e R C Rutherford induziram a emissão suspeita nos espectros do hidrogénio e demonstraram pela primeira vez a emissão estimulada.

1951- Joseph Weber foi o inventor independente do **MASER** na Universidade de Maryland.

1951- Alexander Prokhorov e Nikolai G Basov foram os inventores do MASER nos Laboratórios Lebedev, em Moscovo. Foram galardoados com o Prémio Nobel em 1964.

1954- Robert H Dicke desenvolveu a patente da "Bomba Ótica". Baseava-se na inversão de população pulsada para super radiância e na câmara ressonante Fabery-Perot separadamente para o sistema de amplificação e geração molecular.

1956- Nicolas Bloembergan apresentou a primeira proposta para um MASER de três níveis em estado sólido, na Universidade de Harvard.

1957- Gordon Gould publicou o primeiro documento que define um LASER.

1958- Arthur L. Schawlow e Charles H. Townes publicaram o primeiro artigo descrevendo o **Optical MASER'**

1959- John D. Myers desenvolveu o primeiro sistema estroboscópico de raios X na Universidade Estatal da Pensilvânia. Foi um precursor do LASER de raios X.

1960- Arthur L. Schawlow e Charles H. Townes concederam a patente LASER n.º 2.929.922

1960- Theodore Maiman inventou o primeiro LASER funcional baseado em rubi, a 16 de maio, nos Hughes Research Laboratories.

1960- **Peter P Sorokin e Mirek Stevenson** desenvolveram o primeiro LASER de urânio. Era o segundo LASER e foi desenvolvido nos laboratórios da IBM.

1961- **Lloyd G. Cross** desenvolveu a primeira empresa de laser, a Trion instruments. Depois disso, a Trion transformou-se no Lear-Siegler Laser Systems Centre em 1962.

1961- A.G. Fox e T Li efectuaram a análise teórica de ressoadores ópticos nos Laboratórios Bell.

1961- All Javan, William Bemmet e Donald Herriot inventam o laser de hélio-néon (HeNe) nos laboratórios Bell.

1961- Eloias Snitzer desenvolve o primeiro laser de vidro na American Optical.

1961- Ralph R. Soden, Scotch Plains, Le Grand (Larry) e G. Van Uitert desenvolveram o primeiro funcionamento em onda contínua de um laser de cristal dopado com terras raras nos Laboratórios Bell. (Patente n.º 3.177.155)

1961- John D. Myers desenvolveu o quarto laser de rubi no Laboratório Aeronáutico de Cornell.

1962- **Robert Hall** inventou o laser semicondutor nos laboratórios da General Eletric.

1962- Fred Brech e Lloyed G. Cross desenvolveram o primeiro sistema de análise química por espetroscopia de decomposição induzida por laser (LIBS) na Jarrell-Ash e Trion Instruments.

1964- John D. Myers fez a primeira demonstração de um laser de rubi no Laboratório Aeronáutico de Coronell.

1964- Elias Snitzer desenvolveu o primeiro laser de fibra e o primeiro amplificador de laser de fibra na American Optical.

1964- John D. Myers demonstra a propulsão laser, Lear-Siegler, centro de sistemas laser.

1964- J. E. Geusic, H. M. Markos, L. G. Van Uiteit, Bob Thomas e Leo Johnson inventaram o primeiro laser Nd:YAG funcional, nos laboratórios Bell.

1964- Kumar N Patel inventou o laser de CO_2, nos Laboratórios Bell.

1964- William Bridges inventou o laser de iões de árgon nos laboratórios Hughees.

1965- John D. Myers desenvolveu o primeiro laser de rubi de um gigawatt no Lear Siegler System Centre.

1965- John D. Myers apresentou o primeiro ceilómetro laser de dupla frequência no Lear Siegler Laser System Centre.

1965- George Pimentel e J. V. V. Kasper realizaram o primeiro laser químico, na Universidade da Califórnia, em Berkley.

1965- John D. Myers apresentou o primeiro telémetro laser com dupla frequência, no Lear Siegler Laser System Centre.

1966- William Silfvast, Grant Fowles e Hopkins produziram o primeiro laser de vapor metálico-Zn./Cd na Universidade de Utah.

1966- John D. Myers desenvolveu o primeiro radar laser indicador de posicionamento de aviões no Lear Siegler Laser System Centre.

1966-Peter Sorokin e John Lankard demonstraram a primeira ação do laser de corante nos laboratórios da IBM

1977- O grupo de **John** M. I. Madey desenvolveu o primeiro laser de electrões livres, na Universidade de Stanford

1994- Jerome Faist Federico Capasso Deborah L. Sivco Carlo Sirtori Albert Hutchinson Alfred Y. Cho- Primeiro LASER de múltiplos comprimentos de onda em cascata quântica nos Bell Labs

1994 -Nikolai Ledentsov Primeiro LASER de pontos quânticos no Instituto Físico-Técnico Ioffe.

1996 -Wolfgang Keterle Primeiro LASER pulsado de átomos no MIT 1996 Primeiro laser de petawatt nos Lawrence Livermore National Labs.

1997- Wolfgang Ketterle Primeiro LASER atómico nos Laboratórios Lincoln do MIT.

2004- Ozdal Boyraz Bahrom Jalali Primeiro LASER Raman de silício na Universidade da Califórnia, Los Angeles

2006 - John Bowers Primeiro laser de silício

2007 - John Bowers Brian Koch Primeiro laser evanescente de silício bloqueado por modo

2010 - Primeiro **LASER** de 10 **petawatts** no Lawrence Livermore National Labs.

CAPÍTULO 3 : FÍSICA DO LASER

A palavra LASER é um acrónimo de Light Amplification by Stimulated Emission of Radiation (Amplificação da Luz por Emissão Estimulada de Radiação).

Luz

A luz é uma forma de energia electromagnética que se comporta como uma partícula e uma onda. A unidade básica desta energia é designada por fotão. A luz laser e a luz normal são significativamente diferentes. A luz comum produzida por um candeeiro de mesa, por exemplo, é normalmente um brilho branco difuso, embora seja a soma das muitas cores do espetro visível - violeta, azul, verde, amarelo, laranja e vermelho. A luz laser tem uma cor específica, uma propriedade chamada monocromática; em aplicações dentárias, essa cor pode ser visível ou invisível.

A luz laser possui características adicionais: **COLIMAÇÃO E COERÊNCIA**

A colimação refere-se ao facto de o feixe ter limites espaciais específicos, o que garante um tamanho e uma forma constantes do feixe emitido pela cavidade do laser. Um aparelho de raios X dentário produz radiação com esta propriedade.

Coerência significa que as ondas de luz produzidas no instrumento são todas iguais. Estão todas em fase umas com as outras e têm formas de onda idênticas, ou seja, todos os picos e vales são equivalentes. A caraterística clinicamente útil da luz laser é a eficiência. Utilizando o candeeiro de mesa como exemplo, é produzida uma grande quantidade de calor como subproduto da iluminação. Uma lâmpada de 100 watts produz cerca de 20 watts de luminescência e aproximadamente 80 watts de energia radiante invisível que aquece a área circundante mas não fornece luz; no entanto, 2 watts de luz laser Nd:YAG fornecem a energia térmica para incisar com precisão uma papila gengival.

Existem três medidas que podem definir a onda de fotões produzida por um laser.

1) **VELOCIDADE**, que é a velocidade da luz.

2) **AMPLITUDE**, que é a altura total da oscilação da onda desde o topo do pico até à base num eixo vertical. É uma indicação da intensidade da onda: quanto maior for a amplitude, maior é a quantidade de trabalho útil que pode ser efectuado.

3) **COMPRIMENTO DA ONDA**, que é a distância entre quaisquer dois pontos correspondentes da onda no eixo horizontal. Trata-se de uma medida do tamanho físico, que é importante para determinar a forma como a luz laser é enviada para o local da cirurgia e como reage com o tecido. O comprimento de onda é medido em metros e, para os comprimentos de onda utilizados em medicina dentária, são utilizadas unidades mais pequenas desta medida: microns ou nanómetros. Uma propriedade das ondas que está relacionada com o comprimento de onda é a frequência, que é a medida do número de oscilações da onda por segundo. A frequência é inversamente proporcional ao comprimento de onda: quanto menor o comprimento de onda, maior a frequência, e vice-versa.

Amplificação

A amplificação faz parte de um processo que ocorre no interior do laser. Identificar os componentes de um instrumento laser é útil para compreender como a luz é produzida. Uma cavidade ótica encontra-se no centro do dispositivo. O núcleo da cavidade é constituído por elementos químicos, moléculas ou compostos e é designado por meio ativo. Os lasers são geralmente designados pelo material do meio ativo, que pode ser um recipiente de gás, um cristal ou um semicondutor de estado sólido. Existem dois lasers de meio ativo gasoso utilizados em medicina dentária: árgon e CO_2 . Os restantes disponíveis são bolachas semicondutoras de estado sólido feitas com várias camadas de metais como o gálio, o alumínio, o índio e o arsénio ou varetas sólidas de cristal de granada cultivadas com várias combinações de ítrio, alumínio, escândio e gálio e depois dopadas com os elementos crómio, neodímio ou érbio. Existem dois espelhos, um em cada extremidade da cavidade ótica, colocados paralelamente um ao outro. Em redor deste núcleo encontra-se uma fonte de excitação, um dispositivo estroboscópico de lâmpada de flash ou uma bobina eléctrica, que fornece a energia ao meio ativo. Um sistema de arrefecimento, lentes de focagem e outros controlos completam os componentes mecânicos.

Emissão estimulada

O termo "EMISSÃO ESTIMULADA" tem a sua base na teoria quântica da física, introduzida em 1900 pelo físico alemão Max Planck e posteriormente conceptualizada como estando relacionada com a arquitetura atómica por Niels Bohr, um físico dinamarquês. Um quantum, a mais pequena unidade de energia, é absorvido pelos electrões de um átomo ou molécula, provocando uma breve excitação; em seguida, é libertado um quantum, um processo designado por emissão espontânea. Esta emissão quântica, também designada por fotão, pode ter vários comprimentos de onda, uma vez que existem várias órbitas electrónicas com diferentes níveis de energia num átomo. A luz incandescente é produzida desta forma: A energia eléctrica energiza o filamento de tungsténio de uma lâmpada doméstica, fazendo-o brilhar. Albert Einstein teorizou que um quantum adicional de energia que viaja no campo do átomo excitado que tem o mesmo nível de energia de excitação resultaria na libertação de dois quanta, um fenómeno que designou por emissão estimulada. Este processo ocorreria imediatamente antes de o átomo poder sofrer emissão espontânea. A energia é emitida, ou irradiada, como dois fotões idênticos, viajando como uma onda coerente. Estes fotões são capazes de energizar mais átomos, que por sua vez emitem outros fotões idênticos, estimulando mais átomos circundantes. Se as condições forem adequadas, ocorre uma inversão da população, o que significa que a maioria dos átomos do meio ativo se encontra no estado elevado e não no estado de repouso. Para manter esta excitação, tem de haver um fornecimento constante de energia, designado por mecanismo de bombagem. Os espelhos em cada extremidade do meio ativo reflectem estes fotões para trás e para a frente para permitir mais emissão estimulada, e as passagens sucessivas através do meio ativo aumentam a potência do feixe de fotões. Este é o processo de amplificação. O processo gera algum calor, pelo que a cavidade ótica tem de ser arrefecida. O paralelismo dos espelhos assegura a colimação da luz. Um dos espelhos é seletivamente transmissivo, permitindo que a luz com energia suficiente saia da cavidade ótica.

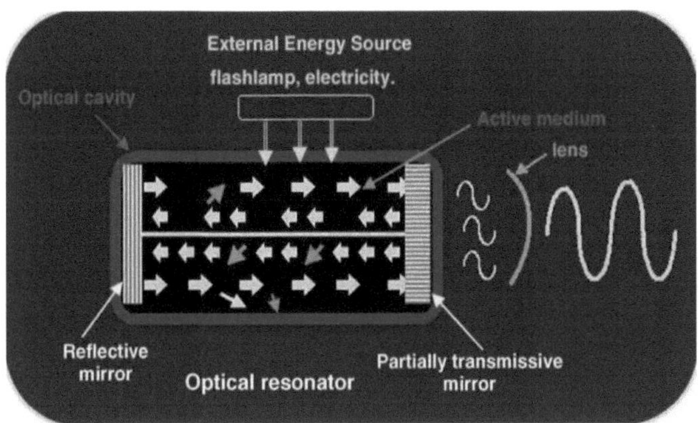

A fonte de excitação fornece energia para que a emissão estimulada ocorra no meio ativo. Os fotões são então amplificados pelos espelhos e emergem como luz laser.

Radiação

A radiação refere-se às ondas de luz produzidas pelo laser como uma forma específica de energia electromagnética. O espetro eletromagnético é o conjunto completo de ondas de energia que vão desde os raios gama, cujo comprimento de onda é de cerca de 10-12 nm, até às ondas de rádio, cujo comprimento de onda pode ser de milhares de metros. Os comprimentos de onda muito curtos, inferiores a cerca de 300 nm, são designados por ionizantes. Este termo refere-se ao facto de a radiação de alta frequência (menor comprimento de onda) ter um grande momento fotónico, medido em electrões-volt por fotão.

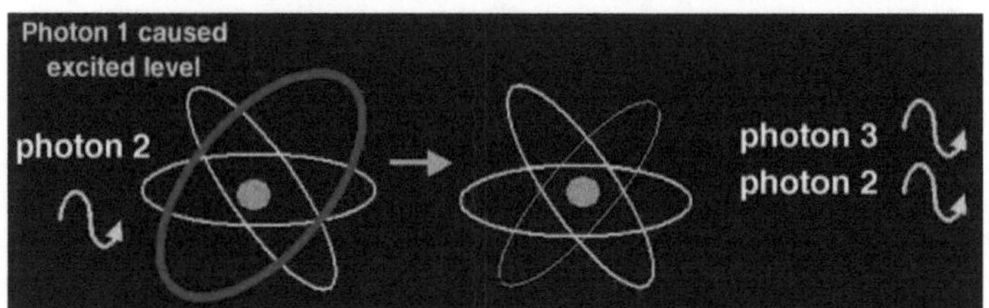

Fig. 3. Emissão estimulada. O fotão 2 é um quantum adicional de energia que entra no campo do átomo já excitado. Há emissão do fotão 3 e o átomo regressa ao seu estado de repouso. Os fotões 2 e 3 são idênticos, e este é o início da luz laser.

Esta energia fotónica mais elevada pode penetrar profundamente nos tecidos biológicos e produzir átomos e moléculas carregados. Os comprimentos de onda superiores a 300 nm têm menos energia de fotões e causam excitação e aquecimento do tecido com o qual interagem. Todos os dispositivos de laser dentário disponíveis têm comprimentos de onda de emissão de aproximadamente 0,5 lm (ou 500 nm) a 10,6 lm (ou 10 600 nm), pelo que se encontram na parte visível ou invisível do infravermelho não ionizante do espetro eletromagnético e emitem radiação térmica. A linha divisória entre a parte ionizante (ou seja, a parte mutagénica do ADN celular do espetro) e a parte não ionizante situa-se na junção da luz ultravioleta e da luz violeta visível.

Em suma, um laser é constituído por um meio de iluminação contido numa cavidade ótica, com uma fonte de energia externa para manter uma inversão de população, de modo a que possa ocorrer emissão estimulada de um comprimento de onda específico, produzindo um feixe de luz monocromático, colimado e coerente.

Terminologia

Cada comprimento de onda tem uma energia de fotão. Os fotões de luz laser produzem um efeito de tecido, conhecido em física básica como trabalho. A energia é a capacidade de efetuar trabalho e é expressa em joules ou milijoules. A potência é a medida do trabalho realizado ao longo do tempo e é medida em watts. Um watt equivale a 1 joule fornecido durante 1 segundo. Uma ou ambas as grandezas podem ser moduladas em cada dispositivo. A "POTÊNCIA MÉDIA" é a potência que afecta o tecido de forma sustentada durante um período de tempo. Alguns lasers produzem vários impulsos de luz em 1 segundo, que podem ser seleccionados em determinados instrumentos. "DURAÇÃO DO PULSO" define o tempo de emissão de um pulso individual. Também conhecida como largura do impulso, a duração do impulso é medida em segundos, embora alguns lasers emitam impulsos curtos de algumas dezenas de milésimos de segundo. A palavra "HERTZ" define impulsos por segundo. Para lasers pulsados, a potência média é o produto da energia por impulso multiplicada por hertz. Cada impulso de luz laser pode ter uma potência de pico muito superior, que é numericamente expressa como a energia por impulso dividida pela duração do impulso. O "DIÂMETRO DO FEIXE" é determinado pelo sistema de entrega, explicado abaixo, e interage com o ponto alvo no tecido. Pode exprimir a concentração de fotões numa área unitária em densidade de potência ou densidade de energia, utilizando watts ou joules por centímetro quadrado, respetivamente.

A densidade de energia é também conhecida como "FLUÊNCIA".

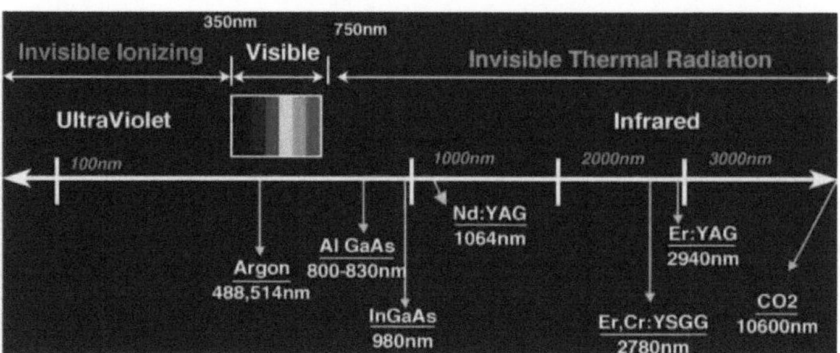

Fig.4. Uma parte do espetro eletromagnético que mostra os comprimentos de onda do laser dentário utilizados para tratamento.

Sistemas de entrega de laser

O feixe coerente e colimado de luz laser deve ser aplicado no tecido alvo de uma forma ergonómica e precisa.

1) Guia de ondas oco flexível ou tubo com acabamento interior espelhado.

A energia laser é reflectida ao longo deste tubo e sai através de uma peça de mão na extremidade cirúrgica, com o feixe a atingir o tecido sem contacto. Uma ponta acessória de safira ou metal oco pode ser ligada à extremidade do guia de ondas para contacto com o local da cirurgia.

2) Cabo de fibra ótica de vidro - Este cabo pode ser mais flexível do que o guia de ondas, tem uma diminuição correspondente no peso e na resistência ao movimento e é normalmente mais pequeno em diâmetro (alguns lasers para tecidos moles têm fibras ópticas com tamanhos que variam entre 200 e 600 lm). Embora o componente de vidro esteja envolvido numa bainha resiliente, pode ser frágil e não pode ser dobrado num ângulo agudo. A fibra encaixa-se confortavelmente numa peça de mão com a extremidade nua saliente ou, no caso da família de lasers de érbio, com uma ponta de safira ou de quartzo. Este sistema de fibra pode ser utilizado em modo de contacto ou sem contacto. Na maioria das vezes, é utilizado em modo de contacto, tocando diretamente o local da cirurgia. Todos os instrumentos dentários convencionais, manuais ou rotativos, tocam fisicamente o tecido a ser tratado, dando ao operador um feedback instantâneo.

Os lasers dentários podem ser utilizados com ou sem contacto.

Clinicamente, um laser utilizado em contacto pode proporcionar um acesso fácil a áreas de tecido que de outra forma seriam difíceis de alcançar. Por exemplo, uma ponta de fibra pode ser utilizada à volta do revestimento de uma bolsa periodontal para remover pequenas quantidades de tecido de granulação. Quando utilizado fora de contacto, o feixe é apontado a alguns milímetros de distância do alvo. Esta modalidade é útil para seguir vários contornos de tecido, mas a perda da sensação tátil exige que o cirurgião preste muita atenção à interação do tecido com a energia do laser. Todos os lasers dentários invisíveis estão equipados com um feixe de mira separado, que pode ser laser ou luz convencional. O feixe de mira é emitido coaxialmente ao longo da fibra ou guia de ondas e mostra ao operador o ponto onde a energia do laser será focada.

Em qualquer uma das modalidades, as lentes no interior do instrumento laser focam o feixe. Com o guia de ondas oco, existe um ponto com um diâmetro específico onde o feixe está bem focado e onde a energia é maior. Esse ponto, denominado PONTO FOCAL, deve ser utilizado para cirurgia incisional e excisional.

Para a fibra ótica e os acessórios, o ponto focal está na ponta ou perto dela, que tem a maior energia. Em ambos os casos, o feixe torna-se divergente e desfocado à medida que a peça de mão é afastada do ponto focal. A uma pequena distância divergente, a luz laser pode cobrir uma área maior, o que é útil para obter hemostasia. A uma distância maior, o feixe perde a sua eficácia porque a energia se dissipa, com uma diminuição proporcional da densidade de potência.

Os lasers com comprimentos de onda de emissão mais curtos, como os de árgon, de díodo e Nd:YAG, podem ser concebidos com fibras de vidro pequenas e flexíveis. Os dispositivos Er,Cr:YSGG e Er:YAG apresentam desafios para o fabrico de fibras, porque os seus comprimentos de onda são grandes e não se encaixam facilmente nas moléculas cristalinas do vidro condutor. Além disso, são altamente absorvidos pela água, pelo que é necessário um desenho especial e dispendioso da fibra com uma estrutura de teor mínimo de hidroxilo, incorporando ar de arrefecimento periférico e pulverização de água para a peça de mão. O maior comprimento de onda dentário, CO_2, está para além da janela de transmissão da atual tecnologia de fibra ótica e tem de ser conduzido num tubo oco.

Modos de emissão laser

O dispositivo de laser dentário pode emitir a energia luminosa em duas modalidades em função do tempo, ligada de forma constante ou ligada e desligada de forma pulsada. Os lasers pulsados podem ainda ser divididos em dois modos distintos em que a energia é fornecida ao tecido alvo. Assim, são descritos três modos de emissão diferentes:

1) Onda contínua, o que significa que o feixe é emitido apenas a um nível de potência enquanto o operador carregar no pedal interruptor.

2) Modo Gated -pulse, o que significa que há alternâncias periódicas da energia do laser, tal como uma luz intermitente. Este modo é conseguido através da abertura e fecho de um obturador mecânico à frente do percurso do feixe de uma emissão de onda contínua. Todos os dispositivos cirúrgicos que funcionam em onda contínua têm esta caraterística de pulsação fechada. Uma variação deste tipo de pulsação é o modo superpulsado, que reduz significativamente a largura do impulso para 50 milissegundos. São produzidas potências de pico cerca de 10 vezes superiores às das medições de potência de onda contínua, e a carbonização do tecido pode ser reduzida.

3) Modo pulsado de funcionamento livre, por vezes designado por "verdadeiro pulsado". Esta emissão é única, na medida em que são emitidos grandes picos de energia da luz laser durante um curto período de tempo, normalmente em microssegundos, seguido de um período de tempo relativamente longo em que o laser está desligado. Por exemplo,

um laser pulsado de funcionamento livre com uma duração de impulso de 100 microssegundos com impulsos emitidos a 10 por segundo significa que a energia no local da cirurgia está presente durante 1/1000 de segundo e ausente durante os restantes 99,9% desse segundo. Os dispositivos pulsados de funcionamento livre têm uma lâmpada de flash que emite rapidamente o meio ativo. A temporização desta emissão é controlada por computador e não mecanicamente, como num dispositivo de impulsos fechados. Com cada impulso, são geradas potências de pico elevadas de centenas ou milhares de watts. No entanto, como a duração do impulso é curta, a potência média que o tecido experimenta é pequena. Os dispositivos pulsados de funcionamento livre não têm uma onda contínua ou uma saída pulsada fechada.

Estão disponíveis instrumentos laser médicos e científicos cuja duração dos impulsos se situa na gama dos nanossegundos (um bilionésimo de segundo) e dos picosegundos (um trilionésimo de segundo) e mais pequenos. Estes podem gerar potências de pico enormes, mas as energias de impulso calculadas são pequenas, permitindo uma maior precisão cirúrgica. Alguns instrumentos semelhantes podem ser controlados para emitir um único impulso.

O princípio importante de qualquer modo de emissão de laser é que a energia da luz atinge o tecido durante um determinado período de tempo, produzindo uma interação térmica. Se o laser estiver num modo pulsado, o tecido visado tem tempo para arrefecer antes de ser emitido o impulso seguinte de energia laser. No modo de onda contínua, o operador tem de interromper manualmente a emissão do laser para que possa ocorrer o relaxamento térmico do tecido. Os tecidos moles finos ou frágeis, por exemplo, devem ser tratados num modo pulsado, para que a quantidade e a velocidade de remoção de tecido sejam mais lentas, mas a possibilidade de danos térmicos irreversíveis no tecido alvo e no tecido adjacente não alvo seja mínima. Intervalos mais longos entre os impulsos podem também ajudar a evitar a transferência de calor para o tecido circundante. Além disso, um fluxo de ar suave ou uma corrente de ar proveniente da sucção de grande volume ajuda a manter a área mais fresca. Da mesma forma, quando se utilizam lasers para tecidos duros, um jato de água ajuda a evitar a microfractura das estruturas cristalinas e reduz a possibilidade de carbonização. Por outro lado, o tecido espesso, denso e fibroso requer mais energia para ser removido e, pela mesma razão, o esmalte dentário, com o seu conteúdo mineral mais elevado, requer mais energia de ablação do que as cáries mais macias e aquosas. Em ambos os casos, se for utilizada demasiada energia térmica, a cicatrização pode ser atrasada e pode ocorrer um aumento do desconforto pós-operatório.

CAPÍTULO 4 : COMPONENTES PRINCIPAIS DE UM LASER

O sistema laser deve ser constituído por três componentes essenciais.

1) Meio ativo ou de laser.

2) Fonte de energia ou de bombagem

3) Câmara ótica ou de ressonância

MEIO DE LASING: Um meio de lasing é um material capaz de absorver a energia produzida por uma fonte de extensão externa através da configuração subatómica das moléculas, átomos ou iões que o compõem, libertando subsequentemente esta energia em excesso sob a forma de fotões de luz. Isto é normalmente conseguido através da excitação de electrões para níveis de energia mais elevados, sendo os fotões de luz gerados quando estes electrões caem para bandas de energia mais baixas. Os meios de iluminação podem ser sólidos (cristais ou semi-condutores), líquidos ou gasosos. A composição e a estrutura do meio de iluminação determinam o comprimento de onda de saída e o nome de um determinado laser[5] . O meio está localizado dentro da câmara de ressonância (tubo laser).

FONTE DE ENERGIA OU DE BOMBAGEM: É utilizada uma fonte de energia para excitar ou bombear os átomos do meio de iluminação para os seus níveis de energia mais elevados, necessários para a produção de radiação laser. A fonte de bombagem pode ser energia eléctrica, química, térmica ou ótica.

CÂMARA ÓPTICA: O meio de iluminação está localizado dentro da câmara de ressonância que tem uma estrutura cilíndrica com um espelho totalmente refletor de um lado e um espelho parcialmente refletor do outro lado. Estes estão montados com precisão de modo a ficarem exatamente paralelos um ao outro. Esta disposição permite a reflexão de fotões de luz para trás e para a frente através da câmara, resultando eventualmente na produção de uma intensa ressonância de fotões dentro do meio.

O segundo espelho, que é parcialmente refletor, permite que uma parte da luz laser escape para o dispositivo de saída[6]

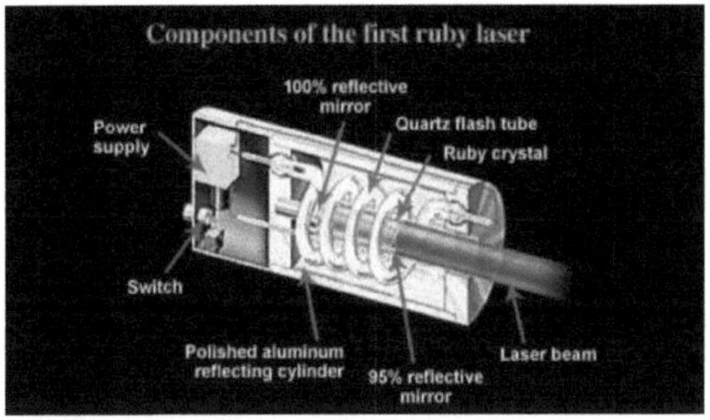

A figura 5 mostra os componentes dos primeiros lasers de rubi

CARACTERÍSTICAS DA LUZ LASER:

A energia que sai do ressoador é um feixe extremamente intenso, altamente direcional, colimado, monocromático e coerente que distingue a luz laser da energia radiante desorganizada, como a de uma lâmpada. Um feixe laser extremamente pequeno e intenso, com capacidade de vaporizar, coagular e cortar, pode ser obtido se for colocada uma lente à frente do feixe. Esta lente concentra a energia emitida e permite a focagem num ponto de pequena dimensão. A luz laser é monocromática (todas as partículas de fotões têm o mesmo comprimento de onda), coerente (todos os fotões existem na mesma fase) e colimada (o feixe permanece intacto e não se dispersa). Os raios são todos paralelos entre si. [7,8]

Esta propriedade da luz laser permite captar toda a luz emitida por um laser, uma vez que esta emerge num feixe de pequeno diâmetro que não tem divergência nem convergência, a menos que seja colocada uma lente ou um espelho na trajetória do feixe. Os feixes altamente colimados mantêm um ponto de pequena dimensão a uma distância relativamente grande. O feixe laser pode ser parado por um objeto colocado no seu caminho. Pode ser focado com lentes e manipulado com espelhos

MODO DE EMISSÃO:

Consoante o tipo de laser, pode utilizar um feixe de onda contínua, um feixe pulsado ou um feixe de corte. Se um laser emitir radiação continuamente, diz-se que funciona em modo de onda contínua. A maioria dos lasers é capaz de funcionar em onda contínua. Nos lasers pulsados, a energia é emitida em rajadas curtas de acordo com uma série repetitiva de impulsos. Entre os impulsos, não é emitida qualquer energia laser. A pulsação deve ainda ser classificada como uma pulsação de corte ou de passagem do feixe[6,9] . Nesta modalidade, o feixe laser é transmitido continuamente, mas um dispositivo semelhante a um obturador corta o feixe. Este corte pode ainda ser dividido num único corte ou numa série de cortes temporizados. Na cirurgia com lasers, há situações que exigem que a luz laser seja emitida de forma pulsada. Existem vários meios disponíveis para obter uma saída pulsada de um laser de onda contínua. Estes meios são o bloqueio de modo, a comutação Q, a descarga de cavidades e a pulsação da bomba. O bloqueio de modo, o Q-switching e o dumping de cavidades podem produzir impulsos curtos, de pico segundos a um micro segundo[9]. Mas a pulsação por bomba pode produzir impulsos de saída que vão de um microssegundo a uma grande fração de segundo, e também estes podem produzir impulsos cuja potência de pico é muito superior à potência média disponível no mesmo laser quando este funciona no modo de onda contínua.

Bloqueio de modo:

Trata-se de um método de recorte da avalanche de comprimentos de onda, reflectidos entre os espelhos laser, em sincronismo com o percurso recíproco destas ondas na cavidade ótica, de modo a que apenas sejam transmitidas as ondas cuja intensidade seja superior a um determinado limiar[9]. A sincronização das ondas é conseguida através da utilização de um obturador ou de um corante branqueável. O modo de bloqueio produz uma saída de laser em impulsos com uma potência de pico elevada, com uma duração de pico segundo a nano segundo.

Q-Switching: Pulsos de duração mais curta são obtidos com Q-switching. Um Qswitching simples utiliza um espelho rotativo como parte da cavidade ótica. Só quando o espelho rotativo está precisamente alinhado com o espelho de saída é que é possível obter lasing, pelo que o lasing está limitado a um intervalo de tempo muito curto (1 a 10 n segundos). Entre os alinhamentos, a energia é armazenada na população excitada. Assim, várias centenas de milijoules de energia podem ser espremidos em impulsos de nanossegundos.

Dumping de cavidades: Como o nome indica, este método cria uma grande inversão de população e uma condição de forte ressonância na cavidade ótica, mas não permite que qualquer luz coerente saia do ressoador, exceto quando é ativado um interrutor electro-ótico. A luz emerge então do laser num impulso de curta duração e alta intensidade.

Pulsação da bomba: Trata-se de um método de interrupção cíclica ou intermitente do fluxo de energia da fonte de bombagem para o ressoador laser, através de um dispositivo de comutação mecânico, elétrico, eletrónico ou electro-ótico, de acordo com a forma de energia utilizada para bombear o meio laser ativo. Produz uma potência que varia entre 10 e 100 vezes superior à potência máxima de onda contínua que pode ser obtida com o mesmo laser. Este tipo de pulsação é mais comummente utilizado em lasers cirúrgicos[9]

CAPÍTULO 5 : CONTROLO DO LASER CIRÚRGICO

Com a maioria dos lasers cirúrgicos, o médico pode controlar três variáveis:

1. Potência (medida em watts)
2. Tamanho do ponto (medido em milímetros)
3. Tempo de exposição (medido em segundos).

Destas variáveis, a potência é a menos útil como parâmetro e pode ser mantida constante com efeitos muito variáveis, consoante a dimensão do ponto e a duração da exposição. Por exemplo, a relação entre a potência e a profundidade da lesão tecidular torna-se logarítmica quando a potência e o tempo de exposição são mantidos constantes e o tamanho do ponto é variado.

A densidade de potência (PD) é uma medida mais útil do feixe de intensidade no ponto focal do que a potência, porque tem em conta a área da superfície do ponto focal. Especificamente, a densidade de potência ou potência por unidade de área do feixe, expressa em watts por centímetro quadrado, é uma medida da potência de saída do laser em watts dividida pela área da secção transversal do ponto focal em centímetros quadrados.

PD = Potência no ponto focal / Área do ponto focal

A potência e o diâmetro do ponto são considerados em conjunto e é selecionada uma combinação para produzir a densidade de potência adequada. Se o tempo de exposição for mantido constante, a relação entre a densidade de potência e a profundidade da lesão é linear à medida que o tamanho do ponto varia. A densidade de potência é o parâmetro de funcionamento mais importante de um laser cirúrgico num determinado comprimento de onda. Por conseguinte, os cirurgiões devem calcular a densidade de potência adequada para cada procedimento a efetuar.

Estes cálculos permitiriam ao cirurgião controlar de forma previsível os efeitos nos tecidos quando muda de uma distância focal para outra (400 mm para microcirurgia laríngea para 125 mm para cirurgia manual) ou quando utiliza lasers cirúrgicos com diferentes modos electromagnéticos transversais (TEM_{00} versus TEM_{01}). A densidade de potência varia diretamente com a potência e inversamente com a área de superfície (A). Esta relação entre a área de superfície e o diâmetro do feixe é importante para a avaliação da densidade de potência. Quanto maior for a área de superfície, menor será a densidade de potência; inversamente, quanto menor for a área de superfície, maior será a densidade de potência. A área de superfície é expressa como:

$$A \text{ (area)} = \pi r2$$

Onde r é o raio do feixe. Como o raio é metade do diâmetro do feixe (d/2), a área de superfície também pode ser expressa como:

$$A(area) = \pi d2 \,/22 \text{ or } A = \pi\, d2 \,/\, 4.$$

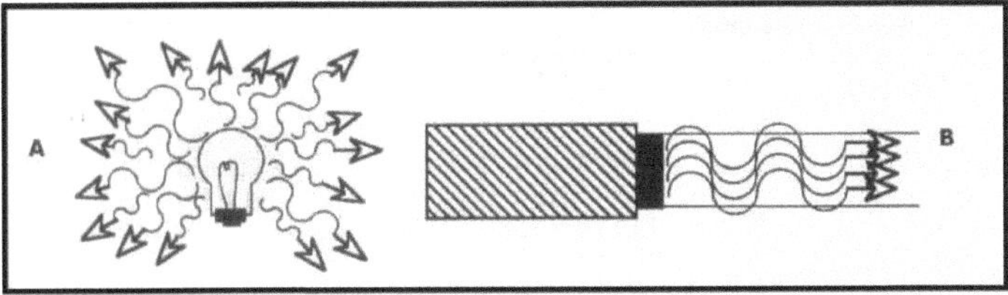

Fig. 6:

A. Luz emitida por uma lâmpada convencional. A luz viaja em todas as direcções, é composta por muitos comprimentos de onda e não é coerente.
B. Luz emitida por um laser. A luz viaja toda na mesma direção. Tem um único comprimento de onda e todas as ondas estão em fase (a luz é coerente).

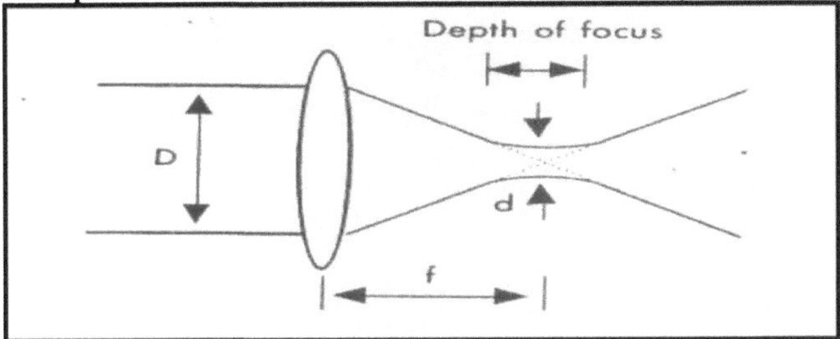

Fig. 7:

A cintura do feixe de luz paralela focada por uma lente. A distância focal da lente é /, e o feixe incidente é TEM00 e tem um diâmetro incidente na lente de D. A cintura do feixe tem um diâmetro d.

A árca dc supcrfícic varia, portanto, cm função do quadrado do diâmetro do feixe: duplicar o diâmetro do feixe aumentará a área de superfície quatro vezes, enquanto que reduzir para metade o diâmetro do feixe produzirá apenas um quarto da área. Por conseguinte, a densidade de potência varia inversamente com o quadrado do diâmetro. Por exemplo, duplicar o diâmetro do feixe (de d para 2d) reduz a densidade de potência para um quarto (PD para PD/4) e reduzir para metade o diâmetro do ponto (d para d/2) aumenta a densidade de potência por um fator de quatro.

Os lasers de CO_2 mais recentes emitem energia radiante com um padrão de intensidade de feixe caraterístico diferente do produzido pelos lasers de modelos mais antigos. Uma vez que este padrão de feixe determina, em última análise, a profundidade da lesão tecidular e o padrão de vaporização ao longo do ponto focal, o cirurgião deve estar ciente do padrão de feixe caraterístico do laser. *O modo eletromagnético transversal* (TEM) refere-se à distribuição de energia ao longo do ponto focal e determina a forma do ponto do laser. O modo eletromagnético transversal mais fundamental é o TEM_{00}, que parece circular quando cortado em secção transversal; a densidade de potência do feixe segue uma distribuição gaussiana, com a sua maior quantidade de energia no centro do feixe, diminuindo depois progressivamente em direção à periferia.

Os modos TEM_{01} e TEM_{11} são modos menos fundamentais que têm uma distribuição mais complexa de energia através do seu ponto focal, causando variações previsíveis na profundidade de vaporização do tecido. Além disso, os seus feixes não podem ser focados num ponto com um tamanho de ponto tão pequeno à mesma distância de trabalho que os lasers TEM_{00}. Embora os diagramas de raios simples mostrem normalmente a luz paralela a ser focada num ponto, a situação real é um pouco mais complicada. Uma lente focará um feixe gaussiano até uma cintura de feixe ou tamanho finito. Esta cintura do feixe é o diâmetro mínimo do ponto, d, e pode ser escrita como:

$$d \sim \dfrac{2f\lambda}{D}$$

Onde f é a distância focal da lente, λ é o comprimento de onda da luz e D é o diâmetro do feixe laser incidente na lente (ver figura 7). A cintura do feixe não ocorre a uma única distância da lente, mas numa série de distâncias. Este intervalo é designado por *profundidade de focagem* e pode ser escrito da seguinte forma

$$\text{Depth of focus} \sim \dfrac{\pi d^2}{2\lambda}$$

Apercebemo-nos da profundidade de focagem sempre que focamos uma câmara. Com uma câmara, uma série de objectos está focada e podemos definir a focagem sem medir cuidadosamente a distância entre o objeto e a lente. Repare na equação acima que uma lente de distância focal longa (um f grande) conduz a uma cintura de feixe grande. Uma grande cintura de feixe também se traduz numa grande profundidade de focagem.

O tamanho do feixe de laser no tecido (tamanho do ponto) pode, por conseguinte, ser variado de duas formas. Porque o diâmetro mínimo do feixe do ponto focal aumenta diretamente com o aumento da distância focal da lente para obter um determinado diâmetro do feixe. medida que a distância focal se torna mais pequena, há uma diminuição correspondente da dimensão do ponto focal; além disso, quanto mais pequena for a dimensão do ponto para uma dada potência de saída, maior será a densidade de potência correspondente.

A segunda forma de o cirurgião poder variar o tamanho do ponto é trabalhar dentro ou fora do foco. O diâmetro mínimo do feixe e a concentração de potência mais elevada ocorrem no plano focal, onde é efectuada a maior parte do corte e vaporização precisos (consulte a Fig. 8). medida que a distância do plano focal aumenta, o feixe laser diverge ou torna-se desfocado (ver Fig. 8). Aqui, a área da secção transversal do ponto aumenta e, assim, diminui a densidade de potência para uma determinada saída. Como se pode ver facilmente, a dimensão do ponto focal depende tanto da distância focal da lente laser como do facto de o cirurgião estar a trabalhar dentro ou fora de foco. A Fig. 9 demonstra estes conceitos utilizando rácios arbitrários precisos para um modelo atual de laser TEM_{00} CO_2 . As combinações da configuração da lente laser (distância focal) e da distância de trabalho (focagem/desfocagem) aqui apresentadas determinam o tamanho do ponto focal. A altura dos vários cilindros representa a quantidade de tecido (profundidade e largura) vaporizada após 1 segundo de exposição às três distâncias focais.

A variação do tempo de exposição representa a terceira forma pela qual o cirurgião pode variar a quantidade de energia fornecida ao tecido alvo. A *exposição radiante* (ER) refere-se ao período de tempo (medido em segundos) durante o qual um feixe de laser irradia uma área unitária de tecido a uma densidade de potência constante. A exposição radiante é, portanto, uma medida da quantidade total de energia do laser por unidade de área de tecido alvo exposto e é expressa em joules por centímetro quadrado:

$$RE = \text{Densidade de potência} \times \text{tempo}$$

A exposição radiante varia diretamente com a duração do tempo de exposição. Trabalhar no modo pulsado pode variar o tempo de exposição, com durações que variam entre 0,05 e 0,5 segundos, ou no modo contínuo. Em resumo, o cirurgião pode controlar o laser de CO_2 para incisar, coagular ou vaporizar o tecido, variando a potência de saída, o tamanho do ponto ou o tempo de exposição da unidade de laser.

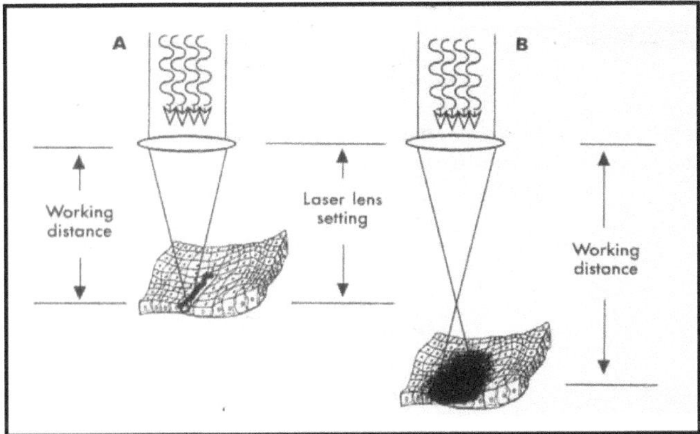

Fig. 8:
A. Interação laser-tecido quando o tecido se encontra à distância focal da lente, Note o diâmetro mínimo do feixe no plano focal.
B. Interação laser-tecido quando o tecido não se encontra no plano focal da lente. O laser cobre uma área muito maior na superfície do tecido.

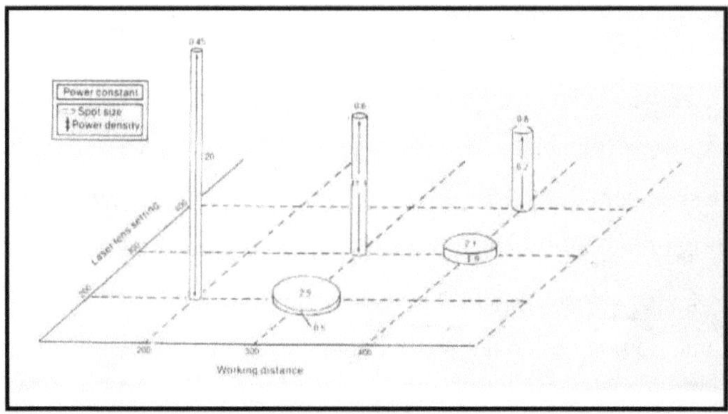

Fig. 9:
Gráfico esquemático da densidade de potência versus tamanho do ponto. Os rácios são arbitrários para o modelo atual de laser de CO2. A altura do cilindro representa a quantidade de tecido vaporizado após uma exposição de 1 segundo nas três distâncias focais designadas.

CAPÍTULO 6 : CLASSIFICAÇÃO DOS LASERS

As classificações dos lasers baseiam-se principalmente no potencial do feixe laser primário ou do feixe refletido para causar danos biológicos nos olhos ou na pele.

Existem quatro classes gerais de lasers; quanto mais elevado for o número de classificação, maior é o perigo potencial. As classes são diferenciadas por uma combinação da potência de saída dos lasers de emissão contínua ou da energia por impulso para os lasers pulsados e pelo período de tempo durante o qual o feixe é visualizado.

1) De acordo com a **ANSI e a OSHA,** os lasers são classificados como

Classe I

Os lasers desta categoria que funcionam em condições normais de funcionamento não constituem um perigo para a saúde. Estes dispositivos são normalmente totalmente fechados e o feixe não sai da caixa. Um leitor de CD seria um exemplo. A potência de saída de um laser de classe I é medida em décimos de miliwatts.

Classe II

Os lasers desta categoria emitem apenas luz visível com baixa potência e não constituem normalmente um perigo devido às reacções normais de pestanejo e aversão do ser humano. Um leitor de códigos de barras de supermercado e alguns pequenos ponteiros laser são exemplos desta classe. A potência de saída máxima permitida para estes dispositivos é de 1 mW. Existem duas subclasses:

A **classe II a** é perigosa quando vista diretamente durante mais de 1000 segundos;

A **classe II b** tem um tempo de visualização perigoso de um quarto de segundo, que é o tempo de um reflexo de pestanejo normal.

Classe IIIa

Os lasers desta categoria podem emitir qualquer comprimento de onda e têm uma potência de saída inferior a 0,5 W de luz visível, ou aproximadamente 0,1 a 0,2 W nas outras partes do espetro eletromagnético. Nesta classe, quando a luz laser é vista apenas momentaneamente, dentro do período de resposta de aversão ou do reflexo de pestanejar (um quarto de segundo), não prejudica o olho desprotegido. Estes lasers têm uma etiqueta de precaução.

Classe III b

Estes lasers podem constituir um perigo para os olhos desprotegidos se forem vistos diretamente ou se forem vistos com luz reflectora durante algum tempo. A potência de saída não pode ser superior a 0,5 W de qualquer radiação electromagnética. Os lasers da classe III b não causam riscos de reflexão quando se utilizam superfícies mate (não brilhantes) e não produzem normalmente riscos de incêndio. Um laser de cura de árgon, apenas se regulado para menos de 0,5 W, constituiria um exemplo deste tipo de dispositivo. Os lasers terapêuticos de baixa intensidade pertenceriam à classe III a ou à classe III b, consoante o comprimento de onda de emissão e a duração da exposição. Dado que estes lasers têm normalmente um tempo de tratamento dentário medido em minutos, deve ser utilizada proteção ocular.

Classe IV

Esta categoria de lasers é perigosa quando vista diretamente e pode produzir reflexos difusos perigosos. Qualquer potência de saída superior a 0,5 W, medida em onda contínua ou em emissão pulsada, constitui um laser de classe IV. Estes dispositivos também apresentam riscos de incêndio e de pele.

Os lasers atualmente utilizados em medicina dentária são da classe III b ou da classe IV; por conseguinte, apresentam a possibilidade de lesões oculares e cutâneas graves. Os lasers da classe IV também podem inflamar objectos inflamáveis (como gaze humedecida em álcool) e podem criar contaminantes perigosos no ar.

É de salientar que os reflexos humanos de pestanejar e de aversão não servem de proteção ocular quando se utilizam instrumentos laser dentários. Por conseguinte, deve usar os óculos de proteção para laser adequados ao comprimento de onda utilizado enquanto o laser estiver ligado.

É evidente que outros factores, como as condições em que o laser é utilizado, o nível de formação em matéria de segurança das pessoas que utilizam os lasers e outros factores ambientais, são importantes para determinar as medidas de controlo de segurança necessárias.

2. Com base no comprimento de onda dos lasers

A Raios ultravioleta ----------- 140 a 400 nm

B. Luz visível ----------- 400 a 700 nm

C. Infravermelhos ----------- 700 ao espetro de micro-ondas

3. Com base na pulsação

A. Pulsado -----------O feixe não é contínuo, por exemplo, é de curta duração

B. Não pulsado ----------- O feixe é contínuo e tem uma duração fixa

4. De acordo com o tipo de material laser utilizado:

A. Lasers de gás-----------Lasers de CO2, lasers de árgon, lasers de He-Ne

B. Lasers líquidos -----------iões de terras raras ou corantes orgânicos fluorescentes são
dissolvido num líquido, por exemplo, lasers de corante

C. Lasers de estado sólido-----------Lasers de rubi e lasers de Nd:YAG

D. Lasers de semicondutores -----------Gálio e arsenieto

5. Em função do tipo de superfície tratada

A. Lasers rígidos

B. Laser suave ou lasers de baixa intensidade

A. Lasers duros → lasers de comprimento de onda mais longo que produzem um efeito térmico, que corta o tecido por coagulação, vaporização e carbonização

B.   Laser suave ou lasers de baixo nível → fornecem energia térmica fria de baixo comprimento de onda inferior a 450 nm

Acredita-se que estes comprimentos de onda estimulam a circulação e a atividade celular e causam vários efeitos, tais como anti-inflamatório, vascular, relaxamento muscular, analgesia e cicatrização dos tecidos.

CAPÍTULO 7 : INTERACÇÕES LASER-TECIDO

Existem interacções específicas entre o laser e o tecido que dependem de parâmetros físicos (potência, densidade de potência, etc.), da consistência do tecido e do comprimento de onda do laser. Entre as propriedades ópticas dos tecidos, as mais importantes são a reflexão, a absorção, a dispersão e a transmissão da luz que ocorre durante a irradiação laser

A primeira e mais desejada interação é a **ABSORÇÃO** da energia laser pelo tecido a que se destina. A quantidade de energia que é absorvida pelo tecido depende das características do tecido, como a pigmentação e o teor de água, e do comprimento de onda do laser e do modo de emissão. Os compostos dos tecidos, denominados cormoforos, absorvem preferencialmente determinados comprimentos de onda.

A hemoglobina, a molécula que transporta o oxigénio para os tecidos, reflecte os comprimentos de onda vermelhos, conferindo cor ao sangue arterial. Por conseguinte, é fortemente absorvido pelos comprimentos de onda azuis e verdes. O sangue venoso, que contém menos oxigénio, absorve mais luz vermelha e parece mais escuro. O pigmento melanina, que dá cor à pele, é fortemente absorvido pelos comprimentos de onda curtos. A água, a molécula universalmente presente, tem diferentes graus de absorção por diferentes comprimentos de onda. As estruturas dentárias têm diferentes quantidades de água em peso. Uma classificação do mais baixo para o mais alto mostraria o esmalte (com 2% a 3%), a dentina, o osso, o cálculo, a cárie e os tecidos moles (com cerca de 70%). A hidroxiapatite é o principal componente cristalino dos tecidos duros dentários e tem uma vasta gama de absorção, dependendo do comprimento de onda.

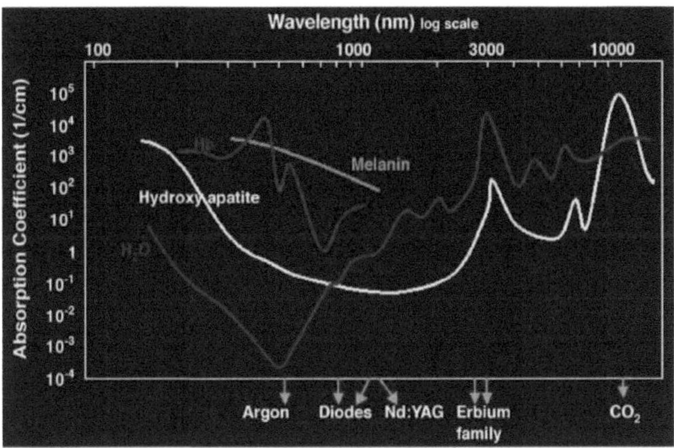

Fig.10. Curvas de absorção aproximadas de diferentes compostos dentários por vários comprimentos de onda de lasers dentários.

Em geral, os comprimentos de onda mais curtos (de cerca de 500-1000 nm) são facilmente absorvidos pelos tecidos pigmentados e pelos elementos sanguíneos. O árgon é altamente atenuado pela hemoglobina. O díodo e o Nd:YAG têm uma elevada afinidade pela melanina e uma menor interação com a hemoglobina. Os comprimentos de onda mais longos são mais interactivos com a água e a hidroxiapatite. O maior pico de absorção da água situa-se imediatamente abaixo de 3000 nm, que é o comprimento de onda do Er:YAG.

O érbio é também bem absorvido pela hidroxiapatite. o co2 a 10.600 nm é bem absorvido pela água e tem a maior afinidade com a estrutura dentária.

O segundo efeito é a **TRANSMISSÃO** da energia laser diretamente através do tecido sem qualquer efeito no tecido alvo, o inverso da absorção. Este efeito é altamente dependente do comprimento de onda da luz laser. A água, por exemplo, é relativamente transparente aos comprimentos de onda mais curtos, como o árgon, o díodo e o Nd:YAG, ao passo que os fluidos tecidulares absorvem facilmente a família do érbio e o CO_2 na superfície exterior, pelo que a energia transmitida aos tecidos adjacentes é reduzida. A profundidade do feixe laser focado varia com a velocidade do movimento e a densidade de potência. Em geral, a família do érbio actua principalmente na superfície, com uma profundidade de absorção de aproximadamente 0,01 mm, enquanto os díodos de 800 nm são transmitidos através do tecido a profundidades de até 100 mm, um fator de 10.000. Como outro exemplo, os lasers de díodo e Nd:YAG são transmitidos através do cristalino, da íris e da córnea do olho e são absorvidos na retina.

O terceiro efeito é a **REFLEXÃO**, que consiste no facto de o feixe se redirecionar para fora da superfície, não tendo qualquer efeito no tecido alvo. Um dispositivo laser para deteção de cáries utiliza a luz reflectida para medir o grau de estrutura sólida do dente. A luz reflectida pode manter a sua colimação num feixe estreito ou tornar-se mais difusa. O feixe de laser torna-se geralmente mais divergente à medida que a distância da peça de mão aumenta. No entanto, o feixe de alguns lasers pode ter uma energia adequada a distâncias superiores a 3 m. Esta reflexão pode ser perigosa porque a energia é direccionada para um alvo não intencional, como os olhos; esta é uma das principais preocupações de segurança no funcionamento do laser.

O quarto efeito é a **dispersão** da luz laser, o que enfraquece a energia pretendida e pode não produzir qualquer efeito biológico útil. A dispersão do feixe de laser pode provocar a transferência de calor para o tecido adjacente ao local da cirurgia, podendo ocorrer danos indesejáveis. No entanto, um feixe deflectido em diferentes direcções é útil para facilitar a cura da resina composta ou para cobrir uma área ampla. .

A absorção da luz laser pelo tecido alvo é o efeito primário e benéfico da energia laser. O objetivo da cirurgia dentária a laser é otimizar estes efeitos fotobiológicos utilizando a conversão fototérmica da energia, incisões e excisões com a precisão e hemostase que as acompanham são algumas das muitas vantagens dos dispositivos laser. Existem efeitos fotoquímicos da luz laser que podem estimular reacções químicas (por exemplo, a cura da resina composta) e a quebra de ligações químicas (por exemplo, a utilização de medicamentos fotossensibilizados expostos à luz laser para destruir células tumorais, um processo denominado terapia fotodinâmica). Um grupo especial de lasers que emitem na gama ionizante do ultravioleta, os excímeros, tem energia fotónica suficiente para quebrar diretamente a ligação química de uma molécula orgânica sem qualquer dano térmico. Estes lasers estão a ser investigados para procedimentos de ablação de tecidos duros. Certos pigmentos biológicos, ao absorverem a luz laser, podem fluorescer, o que pode ser utilizado para a deteção de cáries nos dentes. O laser pode ser utilizado com potências muito abaixo do limiar cirúrgico para bioestimulação, produzindo uma cicatrização mais rápida das feridas, alívio da dor, aumento do crescimento do colagénio e um efeito anti-inflamatório geral.

O impulso de energia laser numa estrutura cristalina pode produzir uma onda de choque audível, que pode explodir ou pulverizar o tecido com energia mecânica. Este é um exemplo do efeito fotoacústico da luz laser.

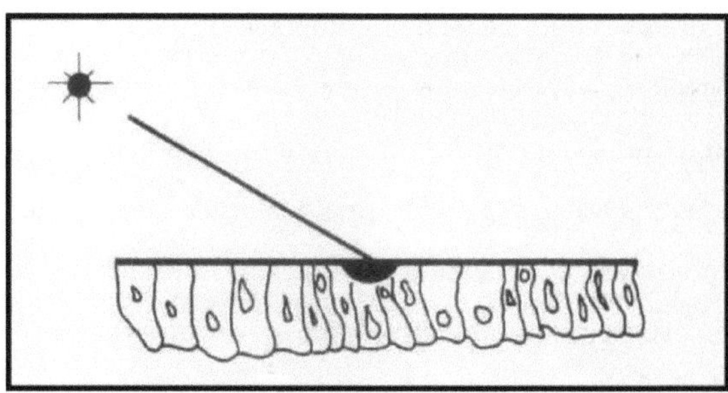

Fig. 11:

Ilustração esquemática da absorção

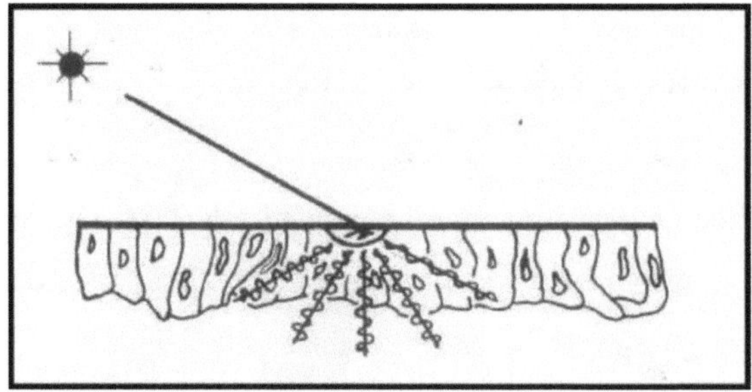

Fig. 12:

Ilustração esquemática da dispersão

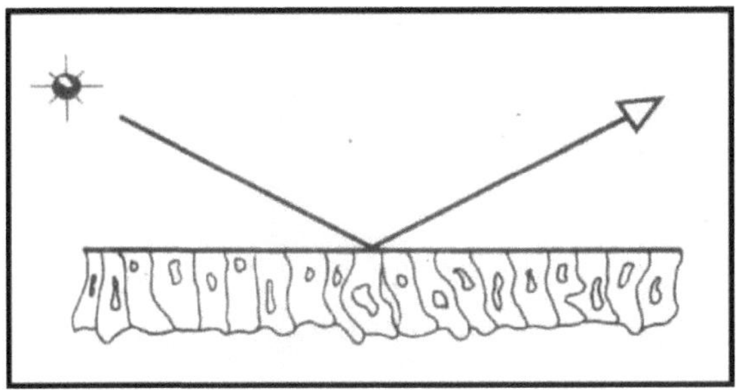

Fig. 13:

Ilustração esquemática da reflexão

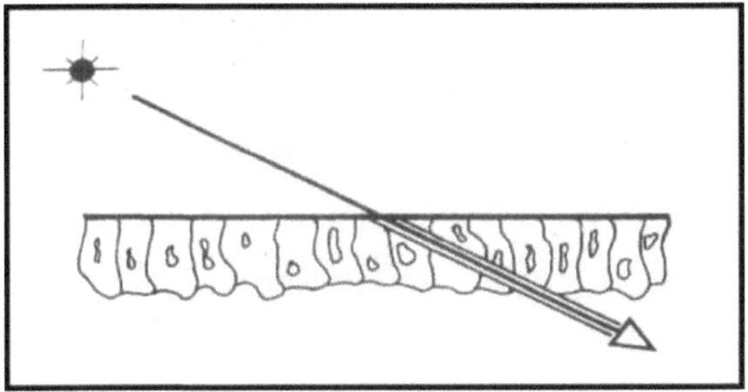

Fig. 14:

Ilustração esquemática da transmissão

Quando a energia eletrónica (radiação incidente) interage com o tecido, o tecido reflecte parte, o tecido absorve parte, e o tecido transmite e dispersa parte da luz A interação cirúrgica desta energia radiante com o tecido é causada apenas pela parte da luz que é absorvida, ou seja, a radiação incidente menos a soma das partes reflectida e transmitida **(Polanyi, 1983)**[10].

Os efeitos efectivos nos tecidos produzidos pela energia radiante de um laser variam com o comprimento de onda específico do laser utilizado. Cada tipo de laser apresenta características e efeitos biológicos diferentes nos tecidos, pelo que é útil para diferentes aplicações. No entanto, existem certas semelhanças relativamente à natureza da interação de toda a luz laser com o tecido biológico. Os lasers utilizados atualmente em medicina e cirurgia podem ser ultravioletas, em que as interacções são uma mistura complexa de aquecimento e foto-dissociação de ligações químicas.

Os lasers mais utilizados emitem luz na região visível ou infravermelha do espetro eletromagnético e a sua principal forma de interação com o tecido biológico é o aquecimento. Por conseguinte, para que a energia radiante de um laser exerça o seu efeito no tecido-alvo, tem de ser absorvida pelo tecido-alvo e convertida em calor (ver Fig. 11). A dispersão tende a espalhar a energia do laser por uma área de superfície maior do tecido, mas limita a profundidade de penetração (ver Fig. 12). Quanto mais curto for o comprimento de onda da luz, maior é a sua dispersão pelo tecido.

Se a energia radiante for reflectida (ver Fig. 13) ou transmitida através (ver Fig. 14) do tecido, não ocorrerá qualquer efeito. Para selecionar o sistema laser mais adequado para uma determinada aplicação, o cirurgião deve ter um conhecimento profundo destas quatro características relativas à interação da luz laser com o tecido biológico **(Fuller, 1984).**

O laser de CO_2 cria uma ferida caraterística (ver Fig. 15). Quando o alvo absorve uma quantidade específica de energia radiante para aumentar a sua temperatura para um valor entre 60° C e 65° C, ocorre a desnaturação das proteínas. O branqueamento da superfície do tecido é facilmente visível e a integridade estrutural profunda do tecido é perturbada. Quando a luz laser absorvida aquece o tecido até aproximadamente 100° C, ocorre a vaporização da água intracelular. Isto provoca a formação de vacúolos, a formação de catering e o encolhimento do tecido. A carbonização, desintegração, geração de fumo e gás com destruição do tecido irradiado pelo laser ocorre a várias centenas de graus centígrados.

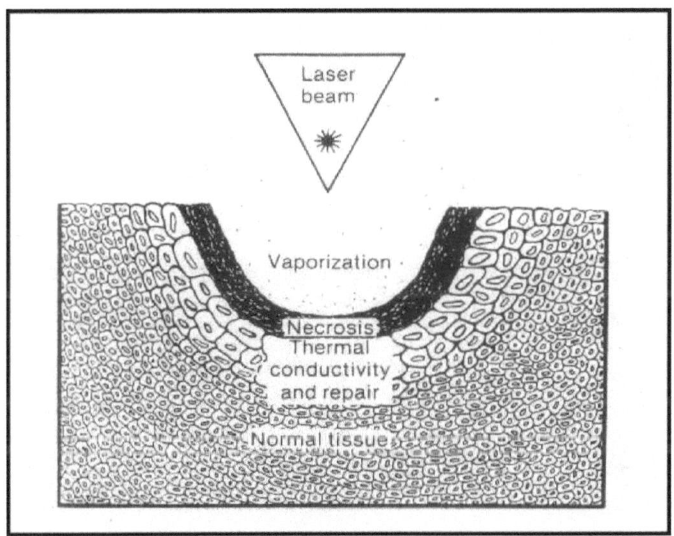

Fig. 15. Ilustração esquemática da ferida criada pelo laser de CO2, mostrando as zonas representativas da lesão

No centro da ferida existe uma área de vaporização de tecido; aqui apenas se notam alguns flocos de resíduos de carbono. Imediatamente adjacente a esta área encontra-se uma zona de necrose térmica com aproximadamente 100 µm de largura. Segue-se uma área de condutividade térmica e reparação, normalmente com 300 a 500 µm de largura. Pequenos vasos, nervos e linfáticos são selados na zona de necrose térmica; o trauma operatório mínimo combinado com o selamento vascular é provavelmente responsável pela notável ausência de edema pós-operatório caraterístico das feridas com laser **(Mihashi et al., 1976)**[10] . Foram efectuados estudos comparativos com animais experimentais sobre as propriedades histológicas da cicatrização e a resistência à tração da ferida cicatrizada após incisões produzidas por laser e por bisturi. Verificou-se que a resistência à tração numa incisão induzida por laser de CO_2 era menor até ao vigésimo dia após a lesão; no entanto, ao quadragésimo dia, era igual à da incisão produzida por bisturi.

Norris e Mullarry (1982)[10] estudaram as propriedades de cicatrização de incisões induzidas por laser em suínos e concluíram que as incisões induzidas por bisturi apresentavam melhores características histológicas de cicatrização de feridas até ao trigésimo dia, após o que ambas as incisões apresentavam resultados semelhantes. O estudo comparou a taxa de reparação dos tecidos após incisões com laser de CO2 e com bisturi em suínos. Neste estudo, a resistência à tração das incisões com laser foi inferior à das incisões semelhantes com bisturi durante as primeiras 3 semanas após a cirurgia; após esse período, verificou-se um aumento rápido da resistência à tração de ambas as feridas a taxas semelhantes.

CAPÍTULO 8 : EFEITOS DA IRRADIAÇÃO LASER NOS TECIDOS

Quando a energia radiante é absorvida pelos tecidos, podem ocorrer 4 tipos básicos de interacções ou respostas.

1) Interacções fotoquímicas

2) Interacções foto-térmicas

3) Interacções foto-mecânicas

4) Interacções fotoeléctricas

1) **Interacções fotoquímicas**: O princípio básico do processo fotoquímico é que comprimentos de onda específicos da luz laser são absorvidos por cromóforos naturais ou substâncias de absorção de luz com comprimentos de onda específicos, capazes de induzir determinadas reacções bioquímicas a nível celular.

a. BIOSTIMULAÇÃO → que descreve os efeitos estimulantes da luz laser nos processos bioquímicos e moleculares que ocorrem normalmente nos tecidos, como a cicatrização e a reparação.

b. TERAPIA FOTODINÂMICA (PDT) → que consiste na utilização terapêutica do laser para induzir reacções nos tecidos para o tratamento de aplicações patológicas.

c. REEMISSÃO DE FOSFORESCENTES OU FLUORESCÊNCIA DOS TECIDOS → que pode ser utilizada como método de diagnóstico para detetar substâncias reactivas à luz nos tecidos.

2) **Interacções fototérmicas:** A energia da luz radiante é absorvida pelas substâncias e moléculas dos tecidos, transformando-se em energia

térmica que produz este efeito tecidular. A quantidade de energia da luz laser absorvida pelo tecido depende de vários factores, nomeadamente

a) Comprimento de onda da energia radiante do laser

b) Parâmetros do laser, como o tamanho do ponto, a densidade de potência, a duração e a frequência do impulso.

c) Propriedades ópticas dos tecidos

d) Composição do tecido alvo

As interacções fototérmicas manifestam-se clinicamente como fotoablação ou remoção de tecido por vaporização e sobreaquecimento de fluidos tecidulares, coagulação e hemostase e fotopirose ou queima de tecido. Dependendo da quantidade de energia fornecida, o efeito resultante é a coagulação, a vaporização ou uma combinação dos dois

As temperaturas inferiores a 60°C manifestam-se geralmente como hipertermia dos tecidos. Entre 45-50°C, ocorrem alterações enzimáticas sob a forma de edema. Acima de 65°C ocorre a desnaturação das proteínas acompanhada de coagulação dos elementos sanguíneos ou protrans. Abaixo de 100°C, observa-se a desidratação ou dessecação dos tecidos, que se manifesta clinicamente como um branqueamento dos tecidos. A uma temperatura superior a 100°C, ocorre um sobreaquecimento que produz uma rápida vaporização dos fluidos dos tecidos, resultando na ablação dos tecidos e na contração ou contratura da área adjacente. A continuação da aplicação do laser na área resulta na elevação da temperatura para várias centenas de graus, levando à vaporização do tecido, carbonização e queimadura

O laser Nd: YAG pulsado não causa efeitos fototérmicos profundos na excisão de tecidos moles orais. Os efeitos térmicos nos dentes e no osso foram comparados com o laser e o electrocautério. O electrocautério mostrou uma temperatura significativamente mais elevada do que os lasers de CO2 e Nd: YAG.

Quadro 1 - Interação térmica do tecido[11]

Temperature(°C)	Tissue Effects
42 -45	Hyperthermia (transient)
> 65	Desiccation, protein denaturation and coagulation
70 -90	Tissue welding
> 100	Vaporization
> 200	Carbonization and charring

3) INTERACÇÕES FOTOMECÂNICAS E FOTOELÉCTRICAS

As interacções fotomecânicas incluem

Fotodisrupção ou **fotodisassociação**, que consiste na rutura de estruturas pela luz laser e

Interacções fotoacústicas que implicam a remoção de tecido com geração de ondas de choque.

As interacções fotoeléctricas incluem a **fotoplasmólise**, que descreve a forma como o tecido é removido através da formação de iões e partículas eletricamente carregados que existem num estado semi-gaseoso de alta energia.

CAPÍTULO 9 : COMPRIMENTO DE ONDA DO LASER UTILIZADO EM MEDICINA DENTÁRIA

Todos os lasers têm o seu próprio lugar no espetro eletromagnético que ajuda a diferenciá-los. O meio que produz o feixe é o que identifica o laser e distingue um do outro. Os diferentes tipos de laser utilizados em medicina dentária, tais como o dióxido de carbono (CO_2), o érbio (Er), o árgon, o neodímio: ítrio alumínio granada (Nd: YAG), o crípton, produzem luz com um comprimento de onda específico[12] . Segue-se uma breve descrição dos dispositivos laser disponíveis que têm aplicações dentárias. Os lasers são designados de acordo com o seu meio ativo, comprimento de onda, sistema de entrega, modo de emissão, absorção tecidular e aplicações clínicas

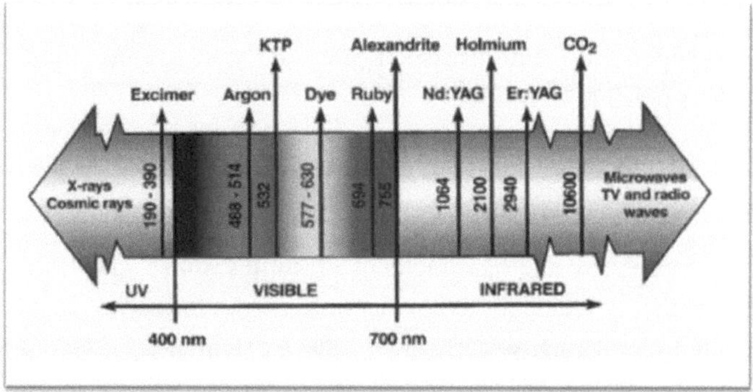

A figura 16 mostra o comprimento de onda de vários tipos de laser de acordo com os seus espectros de emissão

Tabela 2- Diferentes lasers com o seu comprimento de onda

S.NO.	NAME OF LASERS	WAVELENGTH
1	CARBON DIOXIDE LASERS	10.6 μm
2	neodymium: yttrium aluminium garnet LASER	1.064 μm
3	Er:YAG.Erbium yttrium aluminium garnet LASER	2.94μm
4	Er.Cr:YAG.Erbium chromium yttrium aluminium garnet LASER	2.78μm
5.	Argon laser	457 to 502nm
6	Holmium:yttrium-aluminium-garnet	2.1 μm
7	Gallium-arsenide(or diode)	904nm
8	Semiconductor diode laser	365-1600nm
9	Ruby and alexandrite lasers	694 and 755nm
10	Titanium-sapphire laser	670 and 1100nm
11	Holmium and holmium-thulium laser	2.1 μm
12	Excimer lasers	193 and 308 nm

Tabela 3 - Comprimento de onda de diferentes lasers de acordo com o livro de Grossman

Laser type	Wavelength
ArF excimer	193nm
KrF excimer	248nm
XeO excimer	308nm
Frequency-doubled Alexandrite	377nm
Krypton ion	407nm
Argon ion	488,214.5nm
Dye	507-510nm
Frequency-doubled Nd;YAG (KTP)	532nm
Diode(low level)	600-908nm
Gold vapour	628nm
Argon-pumped dye	630nm
Copper vapor pumped dye	630nm
Helium neon	632nm
Ruby	694.3nm
Diode(GaAiAs,GaAs	800-830 904-950nm
Nd :YLF	1.053 μm
Nd :YAG	1.064 μm
Nd :YAP	1.34 μm
Ho:YAG	2.10 μm
Er:YSGG	2.79 μm
Er:YAG	2.94 μm
Free electron	3.0,6.1,6.45 μm
Carbon dioxide	9.3,9.6,10.6 μm

1.   Laser de CO2 (laser de dióxido de carbono)

O laser de CO2 é um laser de meio ativo gasoso que incorpora um tubo selado contendo uma mistura gasosa com moléculas de CO2 bombeadas através de uma corrente de descarga eléctrica. A energia luminosa, cujo comprimento de onda é de 10 600 nm, situa-se na extremidade da porção invisível não ionizante do infravermelho médio do espetro e é emitida através de um guia de ondas tipo tubo oco em modo contínuo ou pulsado.

- Este comprimento de onda é bem absorvido pela água, ficando atrás apenas da família do érbio[13]
- Pode cortar e coagular facilmente os tecidos moles e tem uma profundidade de penetração reduzida nos tecidos, o que é importante no tratamento de lesões das mucosas,
- Além disso, é útil na vaporização de tecidos fibrosos densos
- O laser de CO2 não pode ser fornecido numa fibra ótica convencional. É utilizado um guia de ondas oco com uma peça de mão e pontas acessórias.
- A energia do laser é conduzida através do guia de ondas e é focada no local da cirurgia sem contacto.
- A perda da sensação tátil pode representar uma desvantagem para o cirurgião, mas a ablação do tecido pode ser precisa com uma técnica cuidadosa. As lesões de grandes dimensões podem ser tratadas com um simples movimento para a frente e para trás; o procedimento decorre rapidamente porque não é necessário tocar no tecido.
- O modo sem contacto tem, assim, uma vantagem no tratamento

de estruturas orais móveis, como a língua e o pavimento da boca.

- Após a conclusão da cirurgia, muitos médicos utilizam um feixe desfocado para colocar uma ligadura biológica denominada escara na superfície da ferida.

- Este comprimento de onda tem a absorção mais elevada na hidroxiapatite de qualquer laser dentário, cerca de 1000 vezes mais do que o érbio. Por conseguinte, a estrutura dentária adjacente a um local cirúrgico de tecidos moles tem de ser protegida do feixe de laser incidente; normalmente, um instrumento metálico colocado no sulco proporciona essa proteção.

- A emissão de onda contínua e a tecnologia do sistema de distribuição dos dispositivos de CO_2 limitam as aplicações em tecidos duros, uma vez que pode ocorrer carbonização e fissuração da estrutura dentária devido à longa duração do impulso e às baixas potências de pico

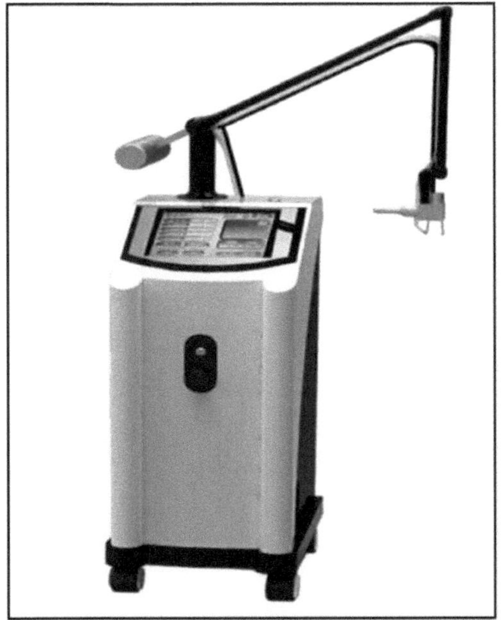

Fig-17 Máquina laser Co2

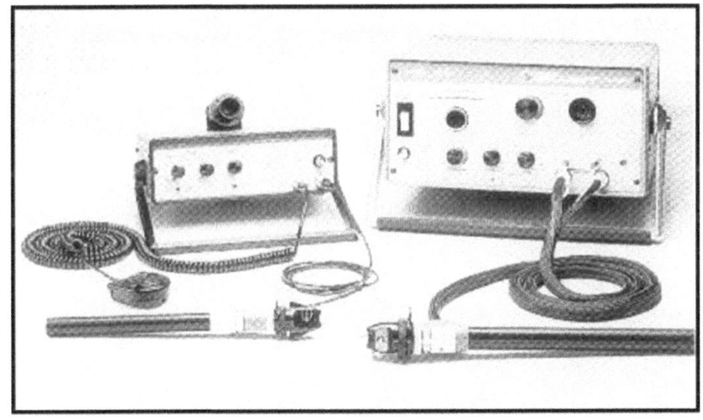

Fig 18 - Primeira autorização de comercialização da FDA para utilização de lasers em medicina dentária.
Lasers de mesa para consultório
. Unidades de laser de CO2 de

dez watts (esquerda) e 20 watts (direita) (Pfizer Laser Systems,
Irvine, CA)

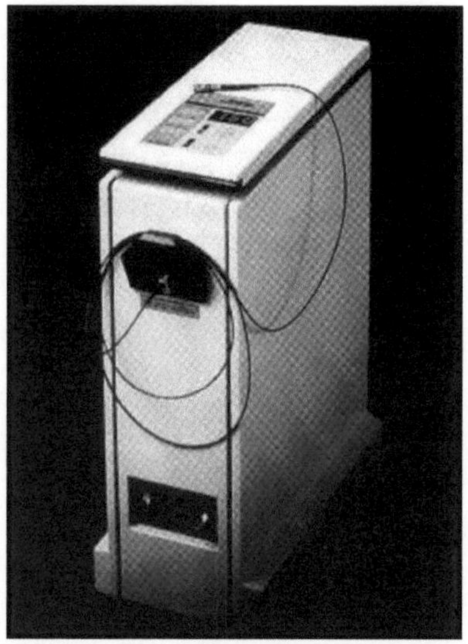

Fig. 19 - Primeira unidade de laser dentário dedicada, American Dental laser DL-
300
(Sunrise Technologies Inc., Sunnyvale, CA) Unidade de laser e
sistema
de entrega de fibras
(vista oblíqua).

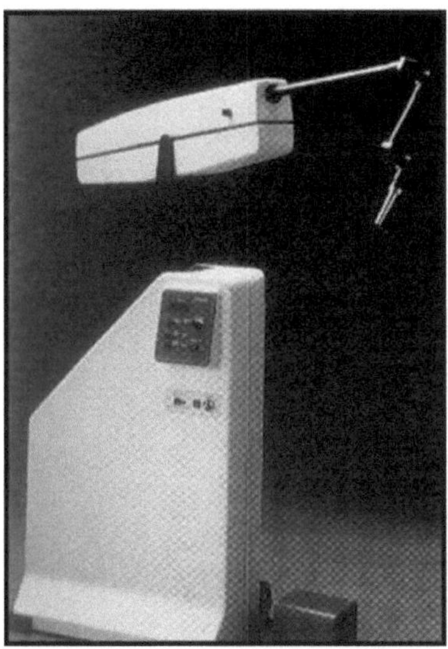

Fig-20 - Um laser de CO2 de braço articulado (Coherent, Palo Alto, CA)

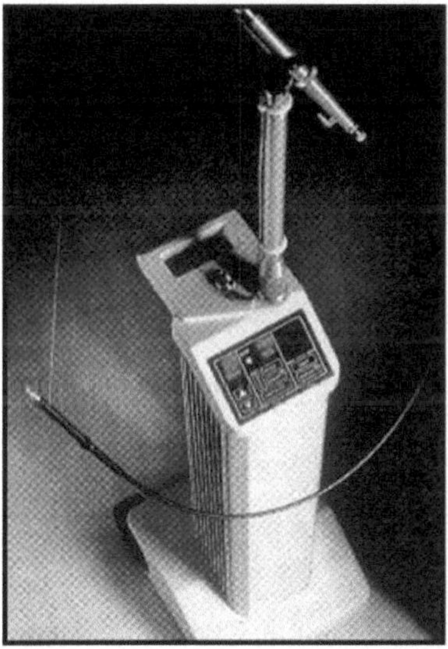

Fig. 21 - Sistema de distribuição de guia de ondas flexível (Luxar Laser Crop., Bothell, WA) com um guia de ondas oco.

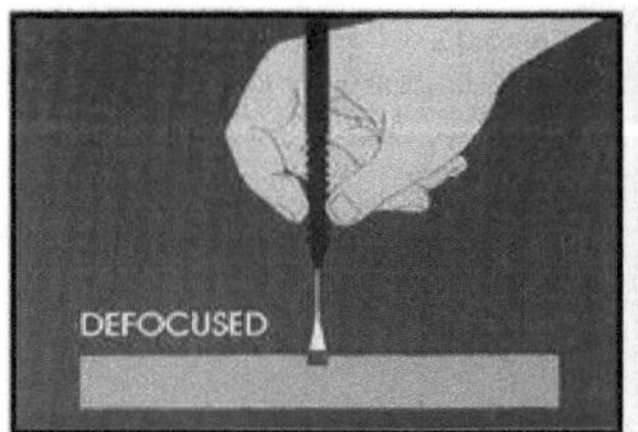
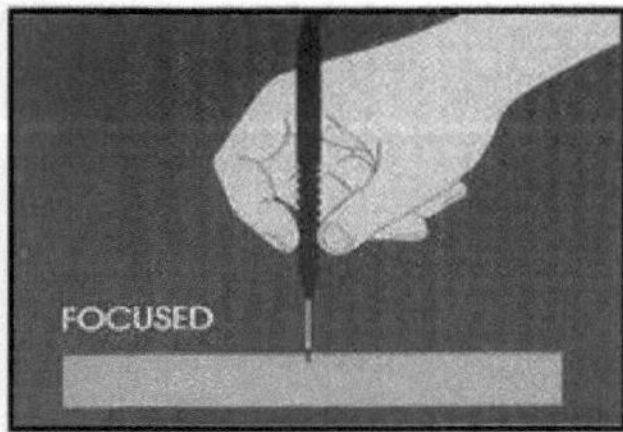

Fig 22 - O laser de CO2 com tecnologia de guia de onda oco utilizado nos modos de aplicação focado (a) e desfocado (b). Note a curta distância focal ao tecido.

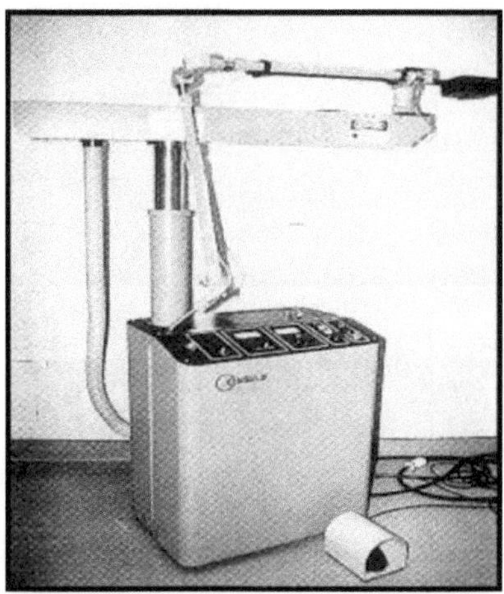

Fig-23- Os primeiros lasers cirúrgicos: Laser cirúrgico Sharplan

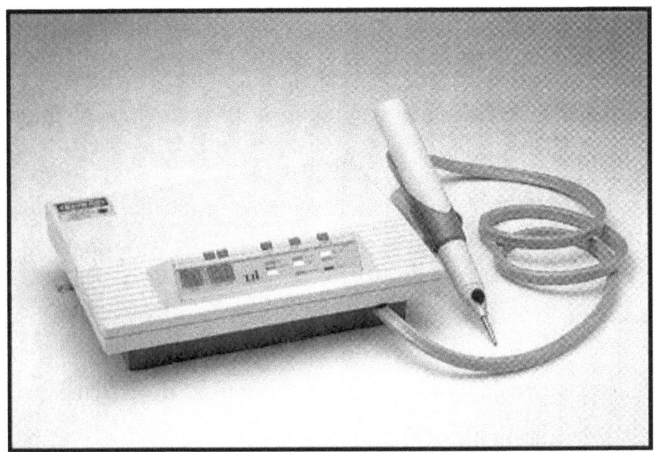

Fig. 24 - Um sistema portátil de laser de CO2 (IKT Laser Crop., Salt Lake City, UT)

Neodímio:YAG

- Este laser funciona com um comprimento de onda de 1,064 µm numa forma de onda pulsada de alta intensidade. Desenvolvido em 1964, por **Gensic et al**, significa neodímio: ítrio alumínio granada. O Nd:YAG tem um meio ativo sólido, que é um cristal de granada combinado com elementos de terras raras, ítrio e alumínio, dopado com iões de neodímio.

- Os modelos dentários disponíveis têm um comprimento de onda de emissão de 1064 nm, que se situa na parte invisível do infravermelho próximo do espetro eletromagnético

- Estes instrumentos funcionam apenas em modo pulsado de funcionamento livre (já não se fabrica um modelo de onda contínua para o mercado dentário), com durações de impulsos curtas, na ordem das centenas de microssegundos, e dispõem de pequenas fibras ópticas nuas e flexíveis que podem entrar em contacto com os tecidos.

- A energia do laser é altamente absorvida pela melanina, mas é menos absorvida pela hemoglobina do que o laser de árgon e é aproximadamente 90% transmitida através da água

- Pode ser utilizado para efetuar uma série de aplicações em tecidos moles, incluindo as seguintes: rebaixamento gengival; contorno estético da gengiva; tratamento de úlceras orais.[14]

- Além disso, o laser Nd: YAG pode ser utilizado para remover cáries incipientes do esmalte, embora não tão eficazmente como o laser Er: YAG, ou Er, Cr: YSGG

- O efeito foto-térmico do laser Nd:YAG é útil para a cirurgia dos tecidos moles. Em medicina dentária, a cirurgia dos tecidos moles utiliza lasers de penetração profunda, como o laser Nd:YAG, porque podem cortar e remodelar os tecidos moles[15]

- Ao utilizar a luz laser para o corte de tecidos moles, o calor gerado sela os pequenos vasos sanguíneos e linfáticos, reduzindo ou eliminando a hemorragia e o edema. As proteínas desnaturadas no tecido e no plasma dão origem a uma zona superficial de uma camada tenaz, denominada "coagulum" ou "char", que serve para proteger a ferida cirúrgica da ação da fricção ou de bactérias

- Normalmente, com a utilização do laser em tecidos moles, a hemorragia é mínima ou nula.

- A pequena contração da ferida e a cicatrização mínima são outras vantagens da cirurgia a laser que não são observadas na cirurgia com bisturi.

- A gengivectomia, a gengivoplastia e a frenectomia são os

procedimentos mais populares efectuados com este comprimento de onda laser.

- As lesões cariosas superficiais pigmentadas podem ser vaporizadas sem remover o esmalte saudável circundante

- O laser Nd:YAG está contraindicado para o tratamento de tecidos moles peri-implantares porque este laser interage facilmente com o titânio[16]

- A fibra ótica Nd:YAG tem de ser cortada e limpa; caso contrário, a luz laser perderá rapidamente a sua eficácia.

- Quando utilizado num modo sem contacto e desfocado, este comprimento de onda pode penetrar vários milímetros, o que pode ser utilizado para procedimentos como a hemostase, o tratamento de úlceras aftosas ou a analgesia pulpar.

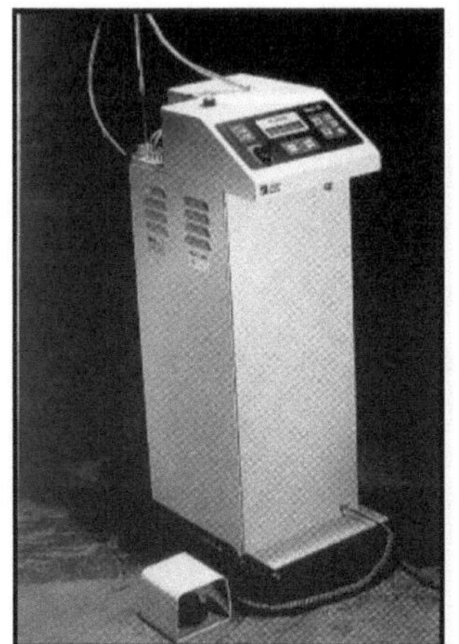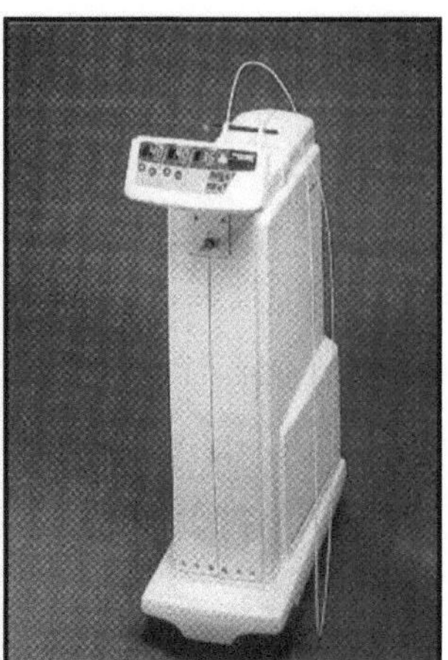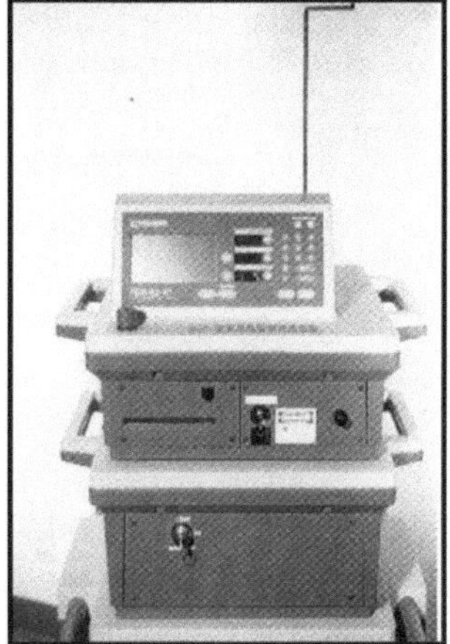

Fig. 25 - Vários lasers dentários de Nd:YAG. (a) Laser 35 com pulverização de ar e água (Medical Laser Technologies); (b) Pulsemaster, laser pulsado de funcionamento livre (American Dental Technology, Troy; Ml); (c) Laser Pegasus com pontas esculpidas e revestidas (Premier Laser Crop., Irvine, CA)

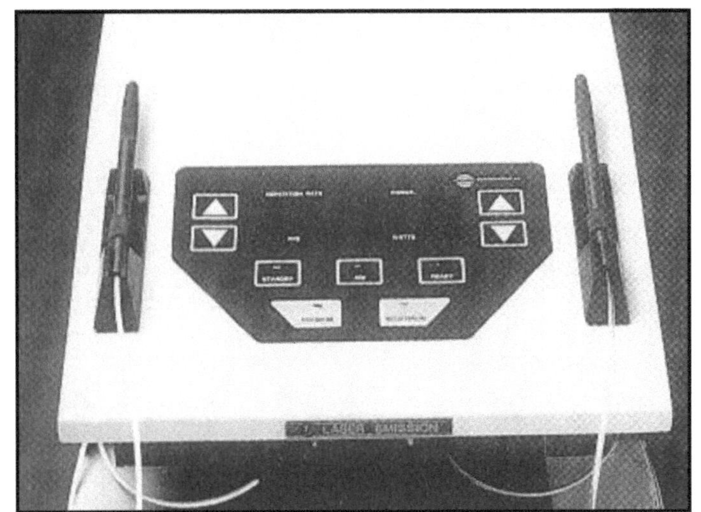

Fig. 26 - Uma combinação de laser Nd:YAG e Ho:YAG. Ambos os lasers estão alojados na mesma unidade (Excel Quantronics, Hauppauge, NY)

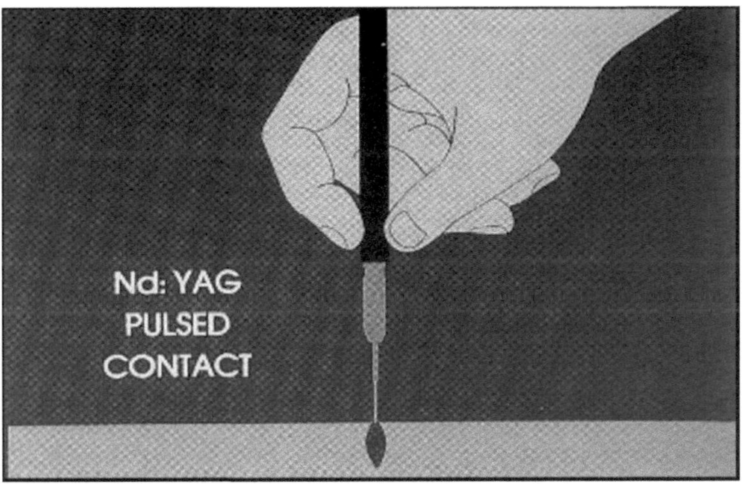

Fig 27-Diagrama de um laser Nd:YAG pulsado.

Hólmio:YAG

- O fabrico do único instrumento dentário a laser de hólmio cessou há vários anos.

- Contém um cristal sólido de granada de ítrio e alumínio sensibilizado com crómio e dopado com iões de hólmio e túlio e é fornecido por fibra ótica em modo pulsado de funcionamento livre.

- O comprimento de onda produzido por este laser é de 2100 nm, também na parte do infravermelho próximo do espetro de radiação invisível não ionizante.

- A sua absorção pela água é 100 vezes superior à do Nd:YAG, e utilizando potências de pico elevadas

- pode fazer a ablação de tecidos duros e calcificados; no entanto, como instrumento para tecidos moles, não reage com a hemoglobina ou outros pigmentos dos tecidos[17] .

- O laser de hólmio é frequentemente utilizado em cirurgia oral para cirurgia artroscópica da articulação temporomandibular e tem muitas aplicações médicas [18]

A família do érbio

- Existem dois comprimentos de onda distintos que utilizam o érbio, e estes dois lasers são discutidos em conjunto devido às suas propriedades semelhantes.

- Érbio, crómio: O YSGG (2780 nm) tem como meio ativo um cristal sólido de granada de ítrio, escândio e gálio dopado com érbio e crómio.

- O Erbium:YAG (2940 nm) tem como meio ativo um cristal

sólido de granada de ítrio e alumínio dopado com érbio.

- Ambos os comprimentos de onda estão situados no início da parte infravermelha média, invisível e não ionizante do espetro.

- os sistemas de entrega dos instrumentos Er:YAG são um guia de ondas oco ou um feixe de fibra ótica, enquanto que o Er,Cr:YSGG utiliza apenas fibra ótica. Ambos os comprimentos de onda são emitidos num modo pulsado de funcionamento livre.

- Os sistemas de entrega dos instrumentos de Er:YAG são constituídos por um guia de ondas oco ou por um feixe de fibras ópticas, enquanto que o Er,Cr:YSGG utiliza apenas fibras ópticas.

- Ambos os comprimentos de onda são emitidos num modo pulsado de funcionamento livre. O desafio técnico na construção de um sistema de fibra ótica resulta do facto de o comprimento de onda não poder ser facilmente transmitido ao longo das moléculas de vidro, pelo que o feixe de fibra ótica é dispendioso e pode ser frágil e menos flexível do que os de árgon, díodo ou Nd:YAG. O diâmetro da fibra é também muito maior e requer um refrigerante de ar para um funcionamento correto.

- Na extremidade de qualquer um dos sistemas de distribuição, uma peça de mão e uma ponta de vidro de pequeno diâmetro concentram a energia do laser num tamanho cirúrgico conveniente, aproximadamente 0,5 lm. Para os procedimentos dentários, são fornecidos jactos de ar e água adicionais.

- Estes dois comprimentos de onda têm a maior absorção na água de todos os comprimentos de onda dentários e têm uma elevada afinidade para a hidroxiapatite.

- A energia do laser liga-se ao radical hidroxilo no cristal de apatite e à água que está ligada às estruturas cristalinas do dente. A vaporização da água no interior do substrato mineral provoca uma expansão maciça do volume, e esta expansão faz com que o material circundante expluda literalmente.

- O modo de impulso de funcionamento livre fornece a potência de pico para facilitar a expansão explosiva e os estudos laboratoriais indicam que a temperatura pulpar do dente tratado pode diminuir até 5°C durante o tratamento com laser.

- A remoção de cáries e a preparação dos dentes são facilmente efectuadas.

  - Além disso, a estrutura sã do dente pode ser melhor preservada quando o material cariado está a ser ablacionado; o aumento do teor de água na cárie dentária permite que o laser interaja preferencialmente com esse tecido doente.

  - A superfície saudável do esmalte pode ser modificada para aumentar a adesão do material de restauração, expondo-a à energia do laser.

  - A indicação atual para a utilização destes lasers determina que não sejam utilizados para a remoção de amálgama ou outro metal.

  - No entanto, a não interação com o metal precioso e a porcelana fundida permite ao profissional remover as cáries que rodeiam estas restaurações sem qualquer dano.

  - A progressão natural da tecnologia leva à expansão das técnicas cirúrgicas ósseas e dos procedimentos endodônticos, e a família de instrumentos de érbio fornece as características de interação dos tecidos para realizar uma terapia eficaz dos canais radiculares e a remoção de osso.

- Na endodontia, a remoção do tecido pulpar e da dentina é facilmente efectuada com estes comprimentos de onda.
- Existem, no entanto, três desafios.

Um deles é manter a pulverização de água durante a ablação de tecidos duros, de modo a evitar que a temperatura do tecido alvo e das estruturas circundantes seja elevada.

A segunda é conceber uma fibra flexível e duradoura para conduzir a energia do laser.

A terceira é mais problemática. A maior parte das pontas são de corte na extremidade, e a modelação do espaço do canal requer um acessório de corte lateral, que está atualmente a ser desenvolvido. A remoção óssea processa-se facilmente devido à afinidade deste comprimento de onda com a composição do tecido ósseo. No entanto, a acessibilidade à área cirúrgica pode ser limitada com o sistema de distribuição existente, e a técnica clínica deve evitar o sobreaquecimento do tecido. Além disso, o volume e a pressão do spray de ar devem ser monitorizados para evitar a possibilidade de enfisema cirúrgico. Ambos os lasers podem ablacionar facilmente os tecidos moles devido ao seu elevado teor de água.

Nesta modalidade, alguns médicos desligam o jato de água normalmente utilizado para procedimentos em tecidos duros e utilizam definições de energia mais baixas. A capacidade hemostática é limitada, no entanto, porque apenas a água na superfície do sangue no local da cirurgia é vaporizada. Não há penetração profunda nem calor sustentado para proporcionar uma contração rápida dos vasos.

- A vantagem dos lasers de érbio para a dentisteria de restauração é que uma lesão cariosa muito próxima da gengiva pode ser tratada e o tecido mole recontornado com o mesmo instrumento.
- Além disso, um estudo demonstrou que a retração de tecidos para revelar implantes é segura com estes comprimentos de onda, uma vez que a transferência de calor durante o procedimento é mínima

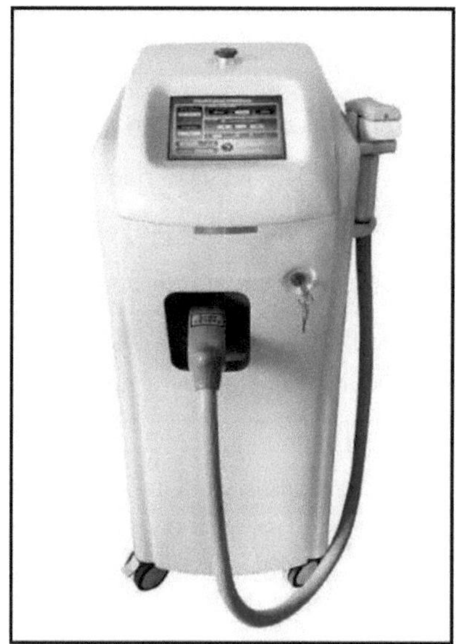

Fig. 28 - Laser de érbio

Árgon

- O árgon é um laser com um meio ativo de gás árgon que é energizado por uma descarga eléctrica de alta corrente.
- É fornecido por fibra ótica nos modos de onda contínua e pulsado

- É o único dispositivo laser cirúrgico disponível cuja luz é irradiada no espetro visível. Existem dois comprimentos de onda de emissão utilizados em medicina dentária: 488 nm, de cor azul, e 514 nm, de cor verde azulada

- A emissão de 488 nm é o comprimento de onda necessário para ativar a canforoquinona, o fotoiniciador mais utilizado que provoca a polimerização da resina nos materiais de restauração compostos. A divergência do feixe desta luz azul, quando utilizada num modo sem contacto, produz uma quantidade excessiva de fotões, fornecendo energia de cura. Alguns estudos demonstram algum aumento na resistência da resina curada com laser quando comparada com a resina curada com luz azul filtrada comum; além disso, o tempo de cura é significativamente mais curto do que o tempo de exposição recomendado pelas unidades convencionais. O laser de árgon também pode ser utilizado com outros materiais de laboratório e de consultório, tais como géis de branqueamento activados por luz e materiais de impressão.

  - O comprimento de onda de 514 nm tem o seu pico de absorção nos tecidos que contêm hemoglobina, hemossiderina e melanina; assim, tem excelentes capacidades hemostáticas. A fibra de vidro flexível de pequeno diâmetro é normalmente utilizada em contacto com o tecido alvo da cirurgia. Esta fibra é de fácil manutenção e esterilização. A extremidade deve ter uma borda bem definida, chamada de clivagem, que deve ser inspecionada e re-cravada durante o procedimento. Os subprodutos cirúrgicos que se acumulam na fibra devem ser limpos, uma vez que esses resíduos absorvem a energia do laser e afectam a eficiência. A doença periodontal inflamatória aguda e as lesões altamente vascularizadas, como um hemangioma, são ideais para o tratamento com o laser de árgon

- Nenhum dos comprimentos de onda é bem absorvido nos tecidos duros dentários ou na água. A fraca absorção no esmalte e na dentina é vantajosa quando se utiliza este laser para cortar e esculpir tecidos gengivais, porque há uma interação mínima e, por conseguinte, não há danos na superfície do dente durante esses procedimentos.[19]

- Ambos os comprimentos de onda podem ser utilizados como auxiliares na deteção de cáries. Quando a luz do laser de árgon ilumina o dente, a área doente e cariada aparece com uma cor laranja-avermelhada escura e é facilmente discernível das estruturas saudáveis circundantes[12]

- O laser de árgon também tem a capacidade de curar resina composta, uma caraterística que não é partilhada por nenhum dos outros lasers. O comprimento de onda azul (488nm) é utilizado principalmente para a cura de compósitos, enquanto o comprimento de onda verde (510nm) é utilizado principalmente para procedimentos em tecidos moles

- Os lasers de árgon podem ser utilizados para uma variedade de aplicações, incluindo a polimerização de resinas e o branqueamento de dentes. Além disso, este laser tem uma série de aplicações em tecidos moles, incluindo o desbaste gengival, o

contorno estético da gengiva, o tratamento de úlceras orais, a
frenectomia e a gengivectomia

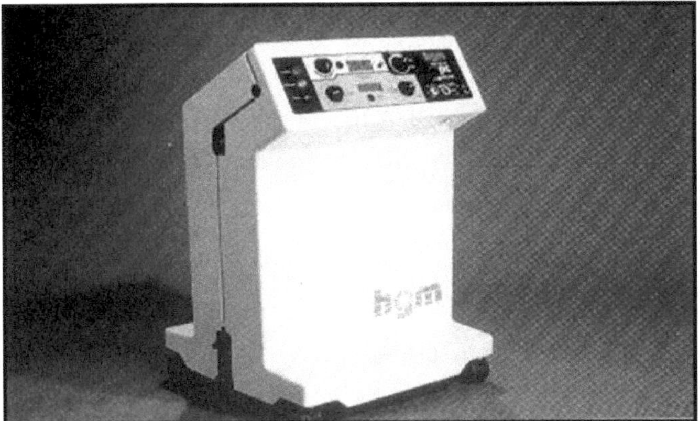

Fig. 29 - Um laser dentário de árgon (HGM Laser Corp., Salt Lake Coty, UT)

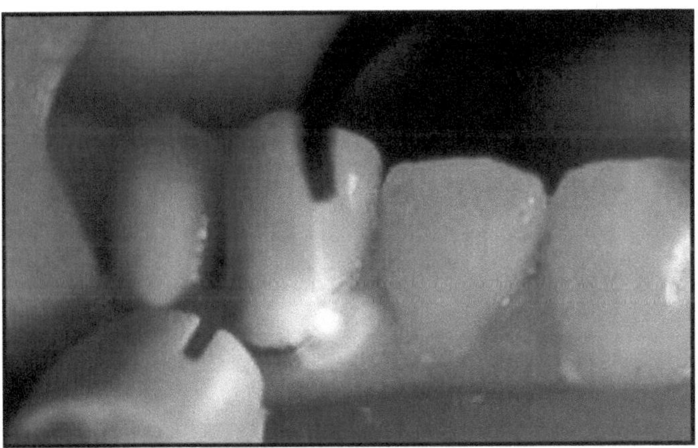

Fig. 30 - Fibra de laser de árgon que efectua a desepitelização.

Díodo

- O díodo é um laser de meio ativo sólido, fabricado a partir de cristais semicondutores que utilizam uma combinação de alumínio ou índio, gálio e arsénio.

- Os comprimentos de onda disponíveis para utilização dentária variam entre cerca de 800 nm, para o meio ativo que contém alumínio, e 980 nm, para o meio ativo composto por índio, o que os coloca no início da parte do infravermelho próximo do espetro invisível não ionizante.

- Cada máquina fornece energia laser por fibra ótica em modos de onda contínua e pulsada e é utilizada em contacto com tecidos moles para cirurgia ou fora de contacto para coagulação mais profunda.

- A fibra ótica tem de ser clivada e preparada antes da utilização inicial e durante o procedimento para garantir um funcionamento eficiente. Alguns médicos preferem iniciar a extremidade da fibra com uma pequena quantidade de pigmento de carbono e chamam-lhe "ponta quente". Este método concentra uma grande quantidade de energia laser no ponto de contacto e acelera as incisões nos tecidos, mas o operador tem de inspecionar a ponta frequentemente para evitar que se transforme num "ferro de marcar" esfarrapado devido à rápida acumulação de produtos ablacionados

- Todos os comprimentos de onda do díodo são altamente absorvidos pelo tecido pigmentado e são profundamente penetrantes, embora a hemostase não seja tão rápida como com o laser de árgon.

- Estes lasers são relativamente pouco absorvidos pela estrutura dentária, pelo que a cirurgia dos tecidos moles pode ser efectuada com segurança nas proximidades do esmalte, da dentina e do cemento.

• O modo de emissão de onda contínua do laser de díodo pode provocar um aumento rápido da temperatura no tecido alvo. O médico deve utilizar ar e, por vezes, água para arrefecer o local da cirurgia e continuar a mover a fibra em torno da área de tratamento.

- O díodo é um excelente laser cirúrgico para tecidos moles e é indicado para cortar e coagular a gengiva e a mucosa e para o desbridamento sulcular

- A principal vantagem dos lasers de díodo é o seu tamanho mais pequeno, as unidades são portáteis e compactas, são facilmente deslocadas com um tempo de configuração mínimo

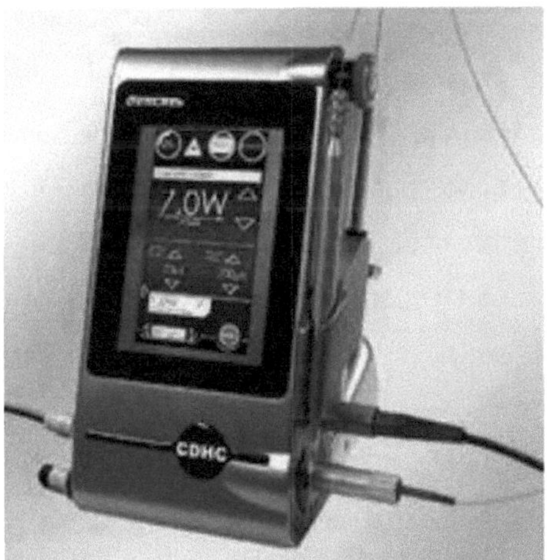

Fig 31 - Laser de díodos

LASER DE TITANIL-FOSFATO DE POTÁSSIO (KTP):

- O laser KTP é um laser Nd: YAG de frequência dupla, que produz um feixe verde visível de 532 nm através da passagem da saída do laser Nd:YAG por um cristal de potássio-titanil-fosfático.
- É absorvido pela - 25 - hemoglobina e pelo pigmento melanina.
- A penetração do laser KTP nos tecidos é de 1-3 mm.

LASER DE HÉLIO-NEÃO (HE-NE):

- O gás hélio é utilizado como meio ativo no laser de hélio-neão, produzindo um feixe vermelho visível de 632,8 nm.
- É bem absorvido pela hemoglobina e pelo pigmento melanina. Na maioria dos casos, é utilizado como feixe de mira para o laser de CO2 e o laser Nd:YAG.

LASER RUBI:

- O primeiro laser foi desenvolvido por Maiman em 1960.
- Um laser de estado sólido bombeado opticamente que emite na gama visível. (694,3nm).
- A investigação do laser dentário começou em 1963 na Faculdade de Medicina Dentária da Universidade da Califórnia em Los Angeles com as investigações de Ralph H. Stern e Reidar F. Sognnaes.
- A maioria das experiências que envolvem a aplicação deste laser nos dentes reduziu os resultados desfavoráveis, o que pode ser atribuído à interação destrutiva do comprimento de onda de

6,943 nm com o tecido duro dentário.

* Os efeitos histológicos do laser de rubi na polpa dentária foram relatados pela primeira vez por Taylor e colaboradores **(Taylor et al, 1965).**

* Numa experiência in vivo inicial, observaram uma extensa necrose hemorrágica e a rutura da camada odontoblástica nos incisivos de animais de laboratório, que tinham sido expostos a um impulso de 3 milissegundos do laser de rubi, variando entre 35 e 50 J.

* Também foram registados danos nos dentes adjacentes e nas estruturas circundantes como resultado da dispersão do laser. Este primeiro relatório de lesões pulpares extensas e destruição com o laser de rubi foi mais tarde confirmado por Adrian e outros (Adrian, 1971), mesmo com níveis inferiores muito reduzidos. Estes e outros relatórios tenderam a contribuir para a opinião de que o laser de rubi era pouco promissor como ferramenta dentária.

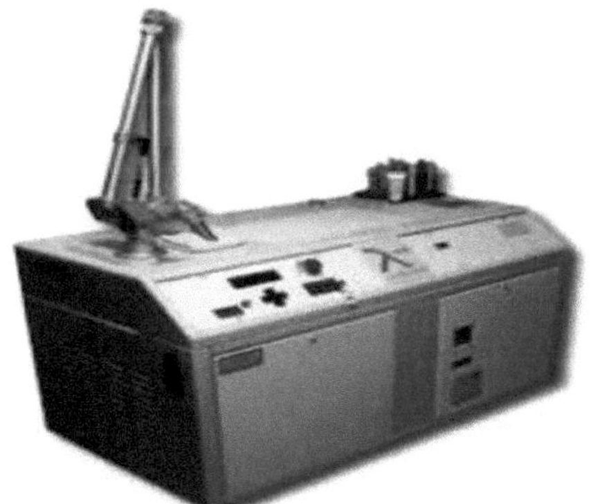

Fig 32 - Laser Ruby

EXCIMER LASER:

- Um excímero é uma molécula constituída por um átomo de halogéneo combinado com um átomo de um gás nobre, existindo apenas quando os átomos constituintes se encontram em estados excitados e ionizados.
- Depois de esta molécula transitória existir como radiação, decompõe-se nas suas partes atómicas, que se encontram então nos seus estados fundamentais. Como a molécula de excímero tem um tempo de vida medido em nanossegundos e os excímeros são sistemas de energia de 2 níveis, o laser de XeCl pode fornecer 180 milijoules de energia radiante num impulso de 30 nanossegundos
- A luz laser do XeCl tem um comprimento de onda de 308 nm, situando-se na parte visível do espetro

QUADRO 4 - Características do laser utilizado em medicina dentária

Laser type	Wavelength	Waveform	Application
Carbon dioxide	10.6 µm	Gated (interrupted or continuous)	Soft tissue incision and ablation de-epithelialization of gingiva duringperodontal regenerative procedure
Neodymium;yttrium aluminum garnet	1.064 µm	Pulsed	Soft tissue incision and ablation;incipient carire removak
Erbium;yttrium aluminum garnet	2.94 µm	pulsed	Caries removal;cavity preparation in enamel and dentine,root canal preparation
Erbium;Chromium yttrium selenium gallium garnet	2.78 µm	pulsed	Enamel etching,caries removal;cavity preparation;cutting bone in vitro with no burning;melting or alteration of the calcium:phosphorus ratio;root canal preparation

Argon	457 to 502nm	Pulsed or continuous	Curing resins;soft tissue incision and ablation,bleaching
Holmium;Yttrium Aluminum Garnet	2.1 μm	Pulsed	Soft tissue incision and ablation
Gallium Arsenide(or diode)	904nm	Pulsed or continuous	Soft tissue incision and ablation

CAPÍTULO 10: LASER EM ENDODONTIA

1. DIAGNÓSTICO EM ENDODONTIA:

O objetivo da avaliação da condição pulpar é chegar a um diagnóstico, nomeadamente, a natureza da doença que envolve a polpa. Após a determinação do diagnóstico, existem opções de tratamento específicas para cada condição pulpar. As condições clínicas da polpa podem ser avaliadas através de estímulos térmicos, percussão, palpação e testes de vitalidade.

Provavelmente, nenhum teste é suficiente por si só, porque estes testes não determinam o grau de fornecimento de sangue, mas sim o fornecimento nervoso da polpa da polpa. Foi demonstrado que pode ocorrer uma perda considerável de fornecimento de sangue antes de haver degeneração suficiente do fornecimento nervoso para alterar uma resposta eléctrica.

Diagnóstico da polpa

a) A fluxometria laser Doppler, que foi desenvolvida para avaliar o fluxo sanguíneo em sistemas microvasculares, também pode ser utilizada para o diagnóstico do fluxo sanguíneo na polpa dentária. Esta técnica utiliza lasers de hélio-neon e de diodo a uma baixa potência de 1 ou 2 mW [20]

O feixe de laser é direcionado através da coroa do dente para os vasos sanguíneos dentro da polpa. O movimento dos glóbulos vermelhos faz com que a frequência do feixe de laser sofra um desvio Doppler e que parte da luz seja retrodifundida para fora do dente[21]

A luz reflectida é detectada por uma célula fotoeléctrica na superfície do dente e a sua saída é proporcional ao número e à velocidade das células sanguíneas.[22]

A principal vantagem desta técnica, em comparação com o teste elétrico da polpa ou outros testes de vitalidade, é que não depende da ocorrência de uma sensação dolorosa para determinar a vitalidade de um dente. Além disso, os dentes que sofreram um traumatismo recente ou que estão localizados numa parte da mandíbula que pode ser afetada após uma cirurgia ortognática, podem perder a sensibilidade enquanto o fornecimento de sangue e a vitalidade da polpa se mantêm intactos

A fluxometria Doppler a laser tem algumas limitações.

Pode ser difícil obter a reflexão do laser em certos dentes. Geralmente, os dentes anteriores, nos quais o esmalte e a dentina são finos, não apresentam problemas. Os molares, com o seu esmalte e dentina mais espessos e a variabilidade na posição da polpa dentro do dente, podem causar variações no fluxo sanguíneo pulpar. A fluxometria Doppler a laser assegura a medição objetiva da vitalidade pulpar. Quando os custos do equipamento diminuírem e a aplicação clínica melhorar, esta tecnologia poderá ser utilizada em doentes com dificuldades de comunicação ou em crianças pequenas, cujas respostas podem não ser fiáveis[20]

Odor, T.M., Pitt_Ford, T.R., McDonald, F. (1996)[23] investigou o efeito do comprimento de onda e da largura de banda nos sinais do medidor de fluxo Doppler a laser de dentes vitais e obturados, e para estabelecer a sua sensibilidade e especificidade. Houve uma diferença altamente significativa entre as leituras de dentes vitais e radiculares para a combinação de comprimento de onda de 3,1 kHz/810 nm (p<0,003) e uma diferença significativa para o grupo de comprimento de onda de 3,1 kHz/633 nm (p<0,02). O comprimento de onda de 810 nm mostrou boa sensibilidade, mas baixa especificidade nas larguras de banda de 14,9 e 22,1 kHz. O comprimento de onda de 633 nm apresentou boa especificidade, mas baixa sensibilidade, nas larguras de banda de 14,9 e 22,1 kHz. A largura de banda de 3,1 kHz apresentou a melhor sensibilidade e especificidade para ambos os comprimentos de onda. As combinações de 810 nm/3,1 kHz ofereceram a maior sensibilidade e especificidade como um teste para distinguir entre dentes obturados e dentes vitais. Esta combinação foi a melhor.

Aplicação de luz laser transmitida para a avaliação da vitalidade pulpar humana: O objetivo de um estudo realizado por **Sasano, T., Nakajima, I., et al (1997)**[24] foi determinar se a utilização de luz laser transmitida permitiria uma melhor avaliação da vitalidade pulpar humana do que a luz retrodifundida (LDF: laser Doppler flowmetry). As experiências foram efectuadas em dez incisivos centrais superiores de seis indivíduos com idades compreendidas entre os 23 e os 28 anos; cinco dos dentes eram vitais sem restauração e cinco eram não vitais. Para a utilização da luz laser transmitida, foram utilizadas as fibras da sonda de um aparelho LDF convencional, uma para transmitir a luz para a face vestibular e a outra para a receber na face palatina do mesmo dente.

Para o LDF, a sonda foi fixada na superfície vestibular. O fluxo sanguíneo foi medido em três locais diferentes de cada dente experimental: no terço incisal, no centro e no terço cervical da coroa do dente. Os resultados indicaram que a luz laser transmitida seria útil para a avaliação da vitalidade da polpa dentária, tanto porque os sinais de fluxo sanguíneo não incluíam fluxo de origem não pulpar, como porque os seus sinais de saída e a resposta às alterações do fluxo sanguíneo eram claros e podiam ser facilmente monitorizados.

A taxa de fluxo sanguíneo pulpar, a capacidade de resposta pulpar, a pressão sanguínea sistémica e a frequência de pulso durante a irradiação com laser Nd: YAG de um dente isolado in vivo foram avaliadas por **Kobayashi, K., Sato, Y., Osada, R., et al 2000**[25] . Para todos os indivíduos envolvidos nesse estudo, a taxa de fluxo sanguíneo pulpar aumentou durante a irradiação com laser. Os valores limiares dos testes de polpa elétrica aumentaram em seis casos e diminuíram em seis casos. Um caso não apresentou alteração. Após 1 mês, os valores limiares de cada sujeito voltaram aos valores previamente registados. Nem a pressão sanguínea sistémica nem a frequência de pulso foram afectadas durante a irradiação com o laser Nd: YAG. O fluxo sanguíneo pulpar foi fortemente influenciado imediatamente após a irradiação com o laser de Nd: YAG, o que se reflectiu num aumento da taxa de fluxo. Os resultados deste estudo sugerem que os efeitos das irradiações com laser de Nd: YAG são semelhantes aos do laser de baixa potência para a melhoria do fluxo sanguíneo local.

Chaiyavej, S., Yamamoto, H. et al (2000)[26] investigaram a resposta das fibras A e C intradentais durante o corte de dentes com laser de Er: YAG. Concluíram que, durante o corte do dente, o laser Er: YAG foi mais eficaz na ativação das fibras A intradentárias do que o micro motor e também causou a ativação das fibras C intradentárias.

O efeito da irradiação com um laser semicondutor de gálio-alumínio-arseneto nas respostas evocadas nos neurónios do subnúcleo caudal do trigémeo pela estimulação da polpa dentária foi investigado electrofisiologicamente em ratos Wistar anestesiados com uretano e alfa-cloralose por **Wakabayashi H., Hamba, M. et al (1993)**[27] . O estudo indicou que a irradiação com laser de baixa potência (laser semicondutor: 830 nm, 350 mW, CW, através das estruturas dentárias, durante 120 s) inibiu a excitação das fibras não mielinizadas da polpa sem afetar as fibras mielinizadas finas. Assim, os resultados sugerem que a irradiação com laser de baixa potência tem um efeito supressor no tecido lesado, bloqueando a despolarização das fibras C aferentes.

b) **ESTIMULAÇÃO TÉRMICA POR LASER (TESTE TÉRMICO)**: *EM VEZ DE GUTA-PERCHA QUENTE*

O método da guta-percha quente é normalmente aplicado para o diagnóstico diferencial da polpa dentária vital e não vital. Este método tem a desvantagem de nem sempre se conseguir obter uma resposta à dor devido à espessura do esmalte e da dentina ou ao elevado limiar de perceção da dor da polpa dentária. O método de estimulação por laser de Nd: YAG pulsado foi relatado como sendo suave e tolerável em comparação com a dor induzida pelo aparelho elétrico convencional.

Para além do laser Nd: YAG pulsado, outros lasers poderão ser utilizados no futuro para diagnosticar a diferença entre polpa dentária vital e não vital.

Diagnóstico diferencial de pulpite por estimulação laser

a) Polpa normal e pulpite aguda

Quando a polpa normal é estimulada pelo laser Nd:YAG pulsado a 2W e 20 pulsos por segundo (pps) a uma distância de aproximadamente 10 mm da superfície do dente, a dor é produzida dentro de 20 a 30 segundos e desaparece alguns segundos após a interrupção da estimulação do laser. No caso de pulpite aguda, a dor é induzida imediatamente após a aplicação do laser e mantém-se durante mais de 30 segundos após a paragem da estimulação laser.

b) Pulpite serosa aguda e pulpite supurativa aguda

O diagnóstico diferencial da pulpite serosa aguda e da pulpite supurativa aguda pode ser obtido através da combinação da medição da resistência à corrente eléctrica da cárie e da duração da dor induzida pela estimulação laser. Se a resistência da corrente eléctrica for superior a 15,1 m e o paciente sentir dor contínua durante mais de 30 segundos, o diagnóstico é de pulpite serosa aguda; se o valor da resistência for inferior a 15,0 m e houver dor contínua durante mais de 30 segundos, o diagnóstico é de pulpite supurativa aguda. A impedância de cárie inferior a 15,0 m indica que não existe dentina dura e saudável entre a cárie e a câmara pulpar.

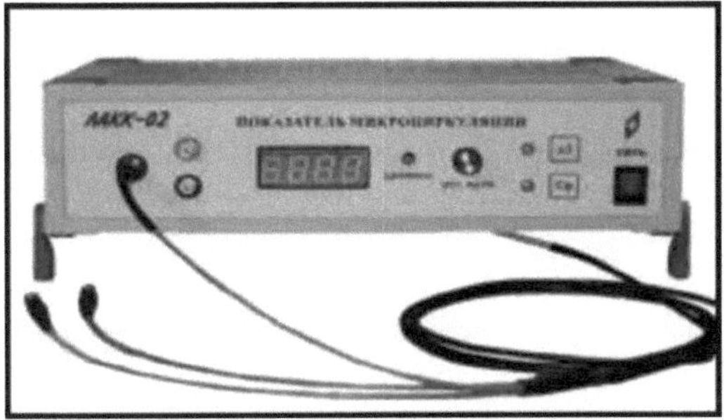
Fig 33-Fluximetria laser doppler

2. CAPEAMENTO PULPAR E PULPOTOMIA

O capeamento pulpar, tal como definido pela Associação Americana de Endodontistas, é um procedimento no qual "um material dentário é colocado sobre uma polpa exposta ou quase exposta para encorajar a formação de dentina de irritação no local da lesão". A pulpotomia implica a remoção cirúrgica de uma pequena porção de polpa vital como forma de preservar os restantes tecidos pulpares coronais e radiculares.

O capeamento pulpar é recomendado quando a exposição é muito pequena, 1,0 mm ou menos e os pacientes são jovens; a pulpotomia é recomendada quando a polpa jovem já está exposta a cáries e as raízes ainda não estão completamente formadas (ápices abertos).

O agente de capeamento pulpar tradicionalmente utilizado é o hidróxido de cálcio. No entanto, quando é aplicado no tecido pulpar, produz-se uma camada necrótica e forma-se uma ponte de dentina. O mesmo pode ocorrer quando se aplica o procedimento de pulpotomia. Um material recentemente introduzido, o agregado de trióxido mineral, mostra resultados favoráveis quando aplicado à polpa exposta. Produz mais pontes dentinárias num período de tempo mais curto, com uma inflamação significativamente menor; no entanto, são necessárias 3 a 4 horas para a fixação completa do agregado de trióxido mineral A taxa de sucesso do capeamento pulpar, quer direto quer indireto, varia entre 44% e 97%.

Lasers para capeamento indireto da pasta de papel

Quando o laser foi introduzido na medicina dentária, ninguém pensava que o tratamento do capeamento pulpar indireto pudesse ser realizado por laser. A descoberta do fecho dos túbulos dentinários pela energia do laser e dos efeitos sedativos na pulpite levou ao desenvolvimento de vários novos tratamentos que em breve serão postos em prática. Cavidades profundas e cavidades hipersensíveis que requerem tratamento sedativo são algumas das indicações para o tratamento com laser. Até à data, os tipos de lasers utilizados nos procedimentos de tratamento pulpar são: CO2, Nd:YAG, Er:YAG, Er,Cr:YSGG, laser de diodo GaAlAs de 980nm e laser de diodo GaAlAs de 810nm.[28]

Uma redução da permeabilidade da dentina conseguida através do selamento dos túbulos dentinários é de extrema importância. Os lasers de Nd:YAG e de CO2 de 9,6μm podem ser utilizados para este fim. Quando se utiliza o laser de Nd:YAG pulsado, é necessário combinar a aplicação de tinta preta na superfície do dente e o arrefecimento por spray de ar para evitar danos na polpa dentária resultantes da energia laser fornecida por 2 W e 20 pps durante menos de 1 segundo na área. Em vários casos clínicos tratados com este método, não se registou qualquer dor pós-operatória. O mecanismo deste tratamento foi comprovado por vários estudos, que descreveram que o grau de penetração do corante diminuiu após a irradiação do laser na superfície da dentina.

Ao utilizar o laser de CO2 de 9,6 µm, o tecido dentário não deve ser irritado pela exposição a lasers de alta energia durante longos períodos de tempo. A energia do laser de CO2 de 9,6 µm é bem absorvida pela hidroxiapitite do esmalte e da dentina, provocando a ablação, fusão e ressolidificação dos tecidos. Em alguns casos, recomenda-se que este laser seja utilizado com uma solução de amónio e prata a 38%. Estes tratamentos devem ser efectuados sob anestesia local.[29]

Lasers para o capeamento direto da pasta de papel

O tratamento com laser tem vantagens no que diz respeito ao controlo da hemorragia e à esterilização. A utilização do laser para o capeamento pulpar direto tem atraído a atenção dos dentistas, uma vez que o laser é uma ajuda valiosa no capeamento pulpar direto em dentes humanos decíduos e permanentes jovens. [30] **Melcer**[31] , em 1987, descreveu pela primeira vez o tratamento com laser de tecidos pulpares expostos utilizando o laser de CO2 em cães para obter hemostase e demonstrou que o laser de CO2 produzia nova dentina mineralizada sem modificação celular do tecido pulpar quando as cavidades dentárias eram irradiadas em beagles e primatas. Ebihara utilizou o laser Nd:YAG para polpas expostas de ratos.

A pulpotomia por laserterapia foi um dos tratamentos a laser mais esperados, porque este tratamento parecia oferecer a amputação do tecido pulpar a um nível satisfatório. No entanto, o controlo da hemorragia e a amputação do tecido pulpar sem produzir danos na polpa nem sempre foi fácil em canais radiculares estreitos.[29]

A primeira pulpotomia a laser foi realizada por **Shoji et al.**[32] em 1985; utilizaram o laser de CO2 em modo focalizado e desfocalizado, com potências de 3, 10, 30 e 60 W, em polpa dentária de cães. Observaram necrose de coagulação e degeneração da camada de células odontoblásticas, sem danificar os tecidos pulpares radiculares·

O laser de CO2 é normalmente utilizado com uma potência de 1 a 4 W. A irradiação do laser deve ser efectuada de forma tão intermitente quanto possível para evitar a exposição excessiva da energia do laser. Quando é necessário efetuar a ablação do tecido pulpar na porção apical do canal radicular, são necessárias várias exposições ao laser. Como resultado, a camada de carbonização formada na superfície do tecido pulpar pela energia do laser deve ser removida através de irrigação alternativa com peróxido de hidrogénio a 3% e hipoclorito de sódio a 5,25%. Existem alguns problemas relacionados com a aplicação do laser Nd:YAG pulsado para a amputação da polpa vital. O dano térmico causado pelo laser ao tecido pulpar foi a principal razão para a baixa taxa de sucesso.

Recomenda-se que o laser Nd:YAG pulsado seja utilizado apenas para hemostasia pulpar, sedação, efeitos anti-inflamatórios e estimulação das células pulpares remanescentes. Os lasers de HeNe e de díodo semicondutor de baixa potência e os lasers de díodo semicondutor de média potência são lasers alternativos para estes fins. O laser de díodo semicondutor de média potência está a ser desenvolvido.

White et al[33] verificaram que a utilização de um laser Nd:YAG com os parâmetros 1W de potência, taxa de repetição de 10Hz, tempo total de exposição de 10s, não aumenta significativamente a temperatura do tecido pulpar; estes parâmetros representam o limite superior da aplicação do laser no tecido pulpar

Se o laser Er,Cr:YSGG for aplicado para cortar o esmalte e a dentina a 5 W e 6 Hz sob pulverização de água, a preparação da cavidade de acesso e o alargamento dos orifícios do canal radicular podem ser efectuados facilmente. Deve ser efectuado um exame detalhado para evitar a perfuração do periodonto e a formação de saliências na parede do canal radicular.

Ablação por laser e tratamento acessório para amputação da polpa vital

A amputação da polpa vital através da terapia laser foi um dos tratamentos laser mais esperados na endodontia, porque este tratamento parecia oferecer uma amputação do tecido pulpar a um nível satisfatório. No entanto, o controlo da hemorragia e a amputação do tecido pulpar sem produzir danos na polpa nem sempre foram fáceis em canais radiculares estreitos. A investigação histopatológica experimental indica que os resultados da amputação do tecido pulpar nem sempre são bons. Para a amputação da polpa, o laser deve ser utilizado para estancar a hemorragia e para a estimulação celular. Para além das indicações já mencionadas para este tratamento com laser, a amputação da polpa vital na porção coronal ou na parte média ou apical da raiz pode ser uma indicação no futuro. O laser de CO_2 é normalmente utilizado com uma potência de 1 a 4 W. A irradiação laser deve ser efectuada o mais intermitentemente possível para evitar a exposição excessiva da energia laser.

Quando é necessário fazer a ablação do tecido pulpar na porção apical do canal radicular, são necessárias várias exposições ao laser. Como resultado, a camada de carbonização formada na superfície do tecido pulpar pela energia do laser deve ser removida através de irrigação alternativa com peróxido de hidrogénio a 3% e cloreto de sódio a 5,25%. Embora seja possível utilizar apenas o laser de CO_2, isto requer um tempo significativo e o tecido pulpar pode ser danificado pela energia do laser. Recomenda-se a utilização do laser de CO_2 apenas para hemostasia pulpar após amputação da polpa vital com escavador ou broca. Vários problemas devem ser resolvidos antes que este laser possa ser amplamente utilizado. Existem alguns problemas relacionados com a aplicação do laser de Nd: YAG pulsado para a amputação da polpa vital.

Este laser não deve ser utilizado em vez de uma escavadora e uma broca. Na investigação experimental histopatológica do autor em dentes caninos de cães, a taxa de sucesso foi de cerca de 50%. Os danos causados pelo calor do laser no tecido pulpar foram a principal razão para a baixa taxa de sucesso. Com base nesses resultados, recomendamos que o laser Nd: YAG pulsado seja utilizado apenas para hemostasia pulpar, sedação, efeitos anti-inflamatórios e estimulação das células pulpares remanescentes. Os lasers de HeNe e de diodo semicondutor de baixa potência são lasers alternativos para esses fins. Os lasers de díodo semicondutor de potência média são lasers alternativos para estes fins. O laser de díodo semicondutor de potência média está a ser desenvolvido e posto em prática para este fim.

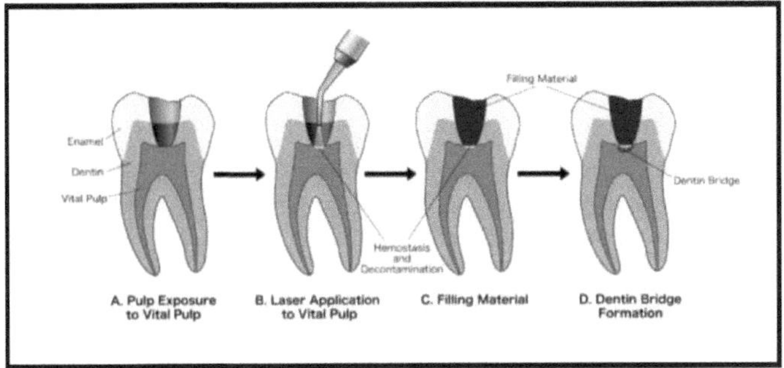

FIG 34- Etapas do tratamento para o capeamento pulpar direto utilizando lasers (A) Exposição da polpa vital (B) Hemostase e descontaminação do tecido pulpar exposto utilizando lasers (C) Após a aplicação do laser e o estabelecimento da hemostase, será aplicado o material de preenchimento (D) Formação da ponte de dentina

2. DESSENSIBILIZAÇÃO DA DENTINA HIPERSENSÍVEL E DOS DENTES POR ESTIMULAÇÃO LASER

A hipersensibilidade dentinária (HD) é uma condição dolorosa relativamente comum entre os problemas dentários. É definida como a dor que surge da dentina exposta[21] . Tipicamente, a dor na hipersensibilidade dentinária é breve, aguda, bem localizada em resposta a estímulos térmicos, evaporativos, tácteis, osmóticos ou químicos que não podem ser referidos a qualquer outra forma de defeito ou patologia dentária 34. A hipersensibilidade dentinária é prevalente numa grande parte dos indivíduos com 30 a 40 anos de idade[35] . A área cervical dos pré-molares e incisivos é mais frequentemente afetada pela hipersensibilidade dentinária, muitas vezes no lado oposto à mão dominante. A hipersensibilidade dentinária pode ser causada por várias condições, tais como patologias periodontais, traumatismos, branqueamento dentário, higiene oral profissional, alimentos e bebidas ácidos, maus hábitos de higiene oral ou técnicas de escovagem incorrectas com consequentes recessões gengivais

Muitas teorias têm sido utilizadas para explicar os mecanismos da hipersensibilidade dentinária. A teoria mais amplamente aceite é o mecanismo clássico-hidrodinâmico proposto por **Brannstrom e Astron.** Neste mecanismo, acredita-se que os movimentos súbitos do fluido nos túbulos dentinários deformam as fibras nervosas mecanossensíveis perto da camada odontobásica[21] . Uma variedade de estímulos pode resultar numa mudança de pressão que atravessa a dentina, resultando na estimulação dos nervos intradentários. A hipersensibilidade dentinária é o resultado da ativação das fibras nervosas A-δ localizadas nos túbulos dentinários[21] . As fibras A-δ são provavelmente activadas pelo mecanismo hidrodinâmico. Por conseguinte, a sua ativação está diretamente associada à presença de túbulos abertos ou ocluídos.

O tratamento da hipersensibilidade dentinária envolve a aplicação de terapias que reduzem o fluxo de fluido dentinário ou diminuem a atividade dos neurónios dentinários.

De acordo com Grossman, um tratamento ideal para a hipersensibilidade dentinária [36]

- Deve agir rapidamente,
- Seja eficaz durante longos períodos,

- Seja fácil de aplicar,

- Não irrita a polpa,

- Não cause dor,

- Não mancha os dentes e

- Seja constantemente eficaz

Os clínicos têm utilizado muitos materiais e técnicas para tratar a hipersensibilidade dentinária

Entre elas contam-se

- Dentífricos específicos (contendo agentes como fosfato de cálcio, nitrato de potássio e oxalatos),
- Irradiação laser,
- Adesivos para dentina,
- Agentes antibacterianos,
- Suspensões de resina (cimento de ionómero de vidro),
- Bochechos com flúor e vernizes com flúor,
- Adesivos dentários, membranas periodontais

Eficácia de vários tipos de laser no tratamento da hipersensibilidade dentinária

Os lasers utilizados para o tratamento da hipersensibilidade da dentina dividem-se em dois grupos:

1- Lasers de baixa potência de saída (baixo nível) [(HeNe) hélio-néon e (GaAlAs) lasers de (díodo) de galium-aluminumarsenide].

2- Potência de saída média (laser de dióxido de carbono (CO_2), laser de ítrio-alumínio-granada dopado com neodímio ou érbio (Nd: YAG, Er :YAG) e laser de érbio, crómio dopado com ítrio, escândio, gálio e granada (Er,Cr:YSGG))

A terapia laser de baixa intensidade (LLLT) foi utilizada em medicina dentária para acelerar a cicatrização de feridas, minimizar a dor e reduzir a resposta inflamatória.

Laser de He-Ne (laser de hélio-néon) - A primeira utilização do laser de He-Ne para o tratamento da hipersensibilidade da dentina foi relatada por Senda et al. (1985), e depois, consecutivamente, por vários outros investigadores.

Senda et al. (1985) utilizaram inicialmente apenas uma potência de saída de 6 mW para o tratamento da hipersensibilidade. Os modos de irradiação eram de dois tipos: pulsado (apenas 5 Hz) e modo de onda contínua (CW). A taxa de eficácia do tratamento variou de 5,2 a 100%. 7[3]

O mecanismo envolvido é maioritariamente desconhecido. De acordo com experiências fisiológicas, a irradiação com laser He-Ne não afecta os nociceptores periféricos das fibras Ad- ou C **(Jarvis et al. 1990),** mas afecta a atividade eléctrica (potencial de ação), que no nervo saudável aumentou 33% após uma única irradiação transcutânea

Tabela 6. Parâmetros do laser e eficácia do tratamento com o laser de He-Ne (comprimento de onda de 632,8 nm)

Investigators	Irradiation parameters	Effectiveness
Senda et al. (1985)	6 mW, 5 Hz or CW for 2–3 min	84%
Matsumoto et al. (1986)	6 mW, 5 Hz for 1–3 min	90%
Gomi et al. (1986)	6 mW, 5 Hz for 3 min	100%
Wilder-Smith (1988)	6 mW, 5 Hz for 2.5 min for 3 days	5.2–17.5%
Matsumoto et al. (1988)	6 mW, CW for 0.5–3 min	90%
Mezawa et al. (1992)	6 mW, CW for 5 min	55%

laser GaAlAs: A primeira utilização deste laser no tratamento da hipersensibilidade da dentina foi relatada por Matsumoto et al. e mais tarde por outros. Foram utilizados três comprimentos de onda (780, 830 e 900 nm) de GaAlAs para o tratamento da hipersensibilidade da dentina. Foi utilizada uma potência de saída de 30 mW para o tratamento. O modo de irradiação foi CW, e o tempo de irradiação variou de 0,5 a 3 min. O efeito analgésico está relacionado com a depressão da transmissão nervosa causada pela irradiação do laser de díodo, bloqueando a despolarização das fibras aferentes c

Lasers de potência de saída média:

Laser Nd:YAG: A primeira utilização deste laser para o tratamento da hipersensibilidade da dentina foi registada por Matsumoto et al. (1985). Normalmente, é utilizada uma potência de 0,3 a 2 W. É utilizado um comprimento de onda contínuo ou pulsado e o número de impulsos é de 10 a 20. Quando se utiliza a irradiação laser Nd:YAG, recomenda-se a utilização de tinta preta como potenciador de absorção, para evitar a penetração profunda do feixe laser Nd:YAG através do esmalte e da dentina e efeitos excessivos na polpa[38] . A eficácia do tratamento variou de 5,2 a 100%. Pensa-se que o mecanismo dos efeitos do laser de Nd:YAG na hipersensibilidade da dentina seja a oclusão induzida pelo laser ou o estreitamento dos túbulos dentinários, bem como a analgesia direta do nervo[39] . Os lasers de Nd:YAG e CO2 causam efetivamente a oclusão dos túbulos dentinários

De acordo com **Moriokaet al. (1984)[40]** , a utilização de tinta preta para irradiação com laser de Nd:YAG é adequada para absorver o feixe de laser, e considera-se que vários efeitos deste laser são potenciados pela tinta preta. Existem alguns relatórios sobre a utilização de tinta preta para aumentar os efeitos da irradiação com laser Nd:YAG no tratamento da hipersensibilidade da dentina (Gelskey et al. 1993, Yonaga et al. 1999, Kobayashi et al. 1999) e, de facto, a eficácia do tratamento com tinta preta foi melhor do que sem tinta preta (Yonaga et al.1999).

Laser de CO2: Este laser foi utilizado pela primeira vez para o tratamento da hipersensibilidade da dentina por **Moritz et al. (1996)**. Podem ser recomendadas potências de saída de 1 a 2 W com modo CW ou pulsado. Por vezes, deve ser utilizado um jato de ar para evitar a dor dentária induzida pela irradiação do laser. A ponta do laser tem de ser mantida sobre o dente ou a superfície gengival a uma distância de 10 a 20 cm e tem de ser varrida o mais rapidamente possível sobre o dente ou a superfície gengival, de modo a evitar danos térmicos no dente ou na superfície gengival. A eficácia do tratamento varia entre 59,8 e 100%. Os efeitos do laser de CO2 na hipersensibilidade da dentina devem-se à oclusão ou ao estreitamento dos túbulos dentinários. Não existem relatos de analgesia nervosa por irradiação com laser de CO2. Utilizando o laser de CO2 com densidades de energia moderadas, obtém-se principalmente a selagem dos túbulos dentinários, bem como uma redução da permeabilidade

A irradiação com laser de CO2 também pode causar dessecação dentinária, produzindo um alívio clínico temporário da hipersensibilidade dentinária **(Fayad et al. 1996)**. A profundidade de selamento alcançada pela irradiação com laser de CO2 a 0,3 W durante 0,1 s nos túbulos dentinários é geralmente medida em 2-8 mm **(Kimura et al. 1998)**.

Laser Er:YAG: Este tipo de laser é adequado para o tratamento de cáries, mas também foram estudadas aplicações endodônticas e periodônticas. Foi utilizado pela primeira vez na terapia da hipersensibilidade da dentina por Schwarz et al[41] . Os parâmetros de irradiação do laser Er:YAG para a terapia da hipersensibilidade dentinária são 1 W e 10-12 Hz durante menos de 60 s. Para evitar danos no dente e na superfície gengival, a distância da ponta do laser à superfície do dente tem de ser mantida a mais de 10 cm. A ponta do laser tem de ser rapidamente deslocada ao longo da superfície dentária ou gengival para evitar danos provocados pelo laser na superfície dentária ou gengival. A redução da hipersensibilidade dentinária aos 6 meses com o laser Er:YAG varia, alegadamente, entre 38,2% e 47%;] No entanto, existem muitos pontos ambíguos no mecanismo do Er:YAG, uma vez que este laser é absorvido pelas moléculas de água da hidroxiapatite, o que pode causar a ablação da superfície da dentina e é oposto ao selamento dos túbulos dentinários.

Dispositivos, técnicas, avaliações e mecanismos de laser

Laser de díodo semicondutor: Foram desenvolvidos comercialmente dispositivos laser de semicondutores GaAlAs de 30 Mw para o tratamento de dessensibilização. Depois de secar a dentina hipersensível tanto quanto possível, a ponta do laser é colocada em contacto direto com a superfície do dente, que é então irradiada durante um período de 30 segundos a 3 minutos. Se não for possível obter o efeito desejado, o tratamento é efectuado novamente após alguns dias. De acordo com a avaliação clínica do autor após um período pós-operatório de 4 meses, 73% dos casos de ligeira hipersentividade da dentina cervical. Espera-se um tempo de exposição mais curto e uma maior eficácia para os lasers semicondutores de 3-W e 20-W.

Pensa-se que o mecanismo de redução da dor pela estimulação laser será esclarecido por estudos electrofisiológicos e de transmissão laser. Estes estudos indicam alterações locais em torno da dentina e das terminações nervosas, bem como alterações no neurónio pulpar central.

Yamaguchi, M., Ito, M. et al (1990)[42] efectuaram um estudo para avaliar os resultados do tratamento da dentina hipersensível com um díodo laser semicondutor GaAlAs utilizando o teste duplamente cego. Foi utilizado um comprimento de onda contínuo de 790 nm e uma potência laser de 30 mW e os resultados obtidos indicaram que a irradiação laser pode ser eficaz na diminuição da dor no tratamento da dentina hipersensível.

Laser HeNe: É utilizado um método de tratamento semelhante ao do laser de díodo semicondutor com lasers HeNe de 6-Mw e 15-Mw. Pensa-se que a avaliação clínica e o mecanismo são idênticos aos do laser de díodo semicondutor.

Laser Nd: YAG pulsado: Estudos anteriores de microscopia eletrónica de varrimento mostraram que o laser Nd: YAG pode provocar a fusão da dentina e o encerramento dos túbulos dentinários expostos sem fissuração da superfície da dentina.

Por isso, num estudo **Liu, H.C., Lin, C.P., Lan, W.H. (1995)**[39] avaliaram a profundidade de selamento do laser Nd: YAG em túbulos dentinários humanos. Utilizou-se o laser de Nd: YAG com energia de 30 mJ e 10 pulsos/s para um curso ao longo da superfície da dentina. Os espécimes tratados com laser mostraram a fusão da dentina e o fecho dos orifícios dos túbulos dentinários expostos. A profundidade de selamento do laser Nd: YAG nos túbulos dentinários humanos foi de aproximadamente 4 microns. Não existem relatos sobre a(s) área(s) irradiada(s), exceto a região cervical, para o tratamento da hipersensibilidade dentinária utilizando o laser de Nd: YAG pulsado.

Assim, **Yonaga, K., Kimura, Y., Matsumoto, K. (1999)4**[3] avaliaram os resultados de duas regiões irradiadas, a cervical e a apical, para o tratamento da hipersensibilidade dentinária cervical utilizando um laser Nd:YAG pulsado com ou sem tinta preta. Os resultados mostraram que os métodos de irradiação nas regiões cervicais foram melhores do que os das regiões apicais, exceto no período de 2 meses depois. O efeito do laser foi reforçado pela tinta preta em ambas as áreas. A observação SEM nas superfícies dos dentes mostrou que os túbulos dentinários foram ocluídos ou estreitados após a irradiação com laser. Estes resultados mostram que o método de irradiação por um laser de Nd: YAG pulsado nas regiões cervicais com tinta preta é o mais eficaz para o tratamento da hipersensibilidade da dentina cervical e a recorrência por este método é menor do que noutros métodos.

Lan, W.H., Liu, H.C., Lin, C.P. (1999)[44] avaliou o efeito oclusivo combinado do verniz de fluoreto de sódio e da irradiação laser Nd:YAG nos túbulos dentinários humanos. Sob observação SEM, o grupo de controlo (espécimes não envernizados com fluoreto de sódio) mostrou numerosos orifícios de túbulos dentinários expostos, e os espécimes envernizados com fluoreto de sódio mostraram o encerramento de orifícios de túbulos dentinários expostos. Após a escovagem eléctrica dos dentes, a maior parte do verniz de fluoreto de sódio foi removida, exceto nos espécimes que foram irradiados com laser Nd: YAG. Mais de 90% dos orifícios dos túbulos dentinários foram ocluídos pelo verniz de fluoreto de sódio combinado com a irradiação com laser de Nd: YAG.

Método de estimulação para dor de dentes Pontos de acupunctura : A estimulação a laser é efectuada nos pontos do mesmo lado da dor de dentes e a 20 pps durante 1 a 2 minutos a cerca de 10 cm do ponto de acupunctura. O Goukoku e o lóbulo da orelha são normalmente utilizados como pontos de acupunctura. O tempo de exposição ao laser pode ser encurtado revestindo o ponto de acupunctura com tinta preta; com esta técnica, o tempo de exposição é de apenas 10 segundos. No que respeita à avaliação clínica, em caso de dor ligeira ou leve, a percentagem de redução da dor é de 90% a 100%. No entanto, nos casos de dor intensa, a percentagem de redução da dor é inferior a 60%. Pensa-se que o mecanismo de redução da dor é o mesmo que o do laser de semicondutores.

Método de estimulação para Foramina Mentale, Mandibulae, e Infraorabitale: Os parâmetros do laser são os mesmos que os utilizados para a estimulação a laser dos pontos de acupunctura dentária. De acordo com a experiência clínica do autor, os forames relacionados com o nervo trigémeo são eficazes como pontos de estimulação a laser. A estimulação por laser do forame infra-orbital deve ser efectuada com proteção ocular.

Método de estimulação da mucosa correspondente ao ápice da raiz: Os parâmetros são idênticos aos das outras indicações de utilização do laser Nd: YAG pulsado. Este método de estimulação é mais eficaz do que as duas técnicas acima mencionadas. Quase todos os casos em que o grau de hipersentividade da dentina não é demasiado grave podem ser melhorados por este método. É importante efetuar esta estimulação com laser durante um curto período de tempo a uma distância de 2 a 3 mm da superfície da mucosa que foi pintada com tinta preta e seca. Este tratamento demora apenas cerca de 10 segundos.

Método de estimulação para a porção da coroa: Os parâmetros acima descritos são aplicáveis a esta técnica de estimulação, mas para evitar dor e danos na polpa dentária, apenas a superfície do dente que não é dolorosa deve ser exposta ao laser através de uma passagem rápida. O tempo de exposição ao laser deve ser mantido num intervalo de 0,5 segundos por exposição. Geralmente, a exposição ao laser é efectuada duas ou três vezes até que a hipersentividade da dentina desapareça completamente. Este método é o melhor método de estimulação por laser para tratar a hipersentividade da dentina, porque o doente quase não sente dor e só é necessário um curto período de exposição para que o método seja eficaz.

Método de estimulação para a superfície de hipersensibilidade da dentina: O parâmetro do laser deve ser alterado de acordo com o grau de dor induzido pelo jato de ar ou pelo exame tátil utilizando um explorador. Os parâmetros do laser de 1 W e 20 pps durante menos de 0,1 segundos com tinta preta são recomendados para este tratamento.

Este método só deve ser aplicado após formação suficiente e depois de terem sido experimentados todos os outros tratamentos com laser. A avaliação por este método apresenta os resultados mais eficazes devido à alteração morfológica produzida na dentina e à estimulação dos neurónios pulpares centrais.

Laser CO2:

Método de estimulação nos pontos de acupunctura da dor de dentes: Embora a redução da dor da hipersensibilidade dentinária possa ser conseguida através da estimulação com laser de CO2, a eficácia desta técnica é inferior à do laser de Nd: YAG pulsado, e a técnica de exposição ao laser é difícil de efetuar sem induzir dor. Normalmente, o laser é utilizado a 0,5 a 1W e a extremidade da ponta do laser é movida rapidamente, mantendo uma distância de 10 cm da superfície do dente durante alguns minutos, até que a dor induzida por um jato de ar desapareça completamente. Os pontos de acupunctura utilizados são o Goukoku, o lóbulo e a zona relacionada com o nervo trigémeo.

Método de estimulação para a superfície da mucosa correspondente ao ápice da raiz: A redução da dor por laser de CO2 pode ser efectuada por este método, mas a eficácia é inferior à do laser de Nd: YAG pulsado. A dor é facilmente induzida, mesmo que a ponta do laser seja movida rapidamente em círculos na superfície da mucosa com uma potência de 0,5 W. Recomenda-se que este método seja efectuado sob arrefecimento por pulverização de ar.

Método de estimulação na superfície da coroa do dente: A exposição ao laser de CO2 não deve ser efectuada na superfície seca da coroa do dente, porque não só provoca dor, como também induz a carbonização. A superfície do dente é revestida com pasta de fluoreto de sódio ou vaselina e, em seguida, é exposta ao laser de

CO2 para evitar a ocorrência de dor e a carbonização da superfície do dente pelo laser. As potências de saída utilizadas para o tratamento variaram entre 0,5 e 3 W, e foi registada uma taxa de sucesso superior a 90%.

Método de estimulação para a superfície de hipersensibilidade da dentina: Embora este método não seja recomendado, não é muito difícil de executar se a exposição ao laser for feita a 0,5 W sob arrefecimento a ar, depois de pintar pasta de fluoreto de sódio na superfície de hipersensibilidade da dentina. A irradiação laser com pasta de fluoreto de sódio na superfície de dentina exposta produz um efeito de prevenção da cárie. Este método oferece a maior eficácia na redução da dor da hipersensibilidade dentinária dos três métodos laser de CO2 acima mencionados.

A eficácia da terapia com laser de CO2 na redução e eliminação da hipersensibilidade dentinária in vivo e os seus efeitos térmicos nas superfícies dentárias in vitro foram investigados por **Zhang, C., Matsumoto, K., et al (1998) 3**[11] . Os parâmetros utilizados com o laser de CO2 foram 1 W num modo de onda contínua e o tempo de irradiação variou entre 5 e 10 s. A hipersensibilidade foi avaliada por estímulo térmico (um jato de ar de uma seringa dentária). Os efeitos térmicos foram medidos por termografia utilizando 10 dentes humanos extraídos. Após o tratamento com laser, todos os pacientes ficaram imediatamente livres de dor sensível. Ao longo de 3 meses, o tratamento com laser de CO2 reduziu a hipersensibilidade dentinária ao estímulo de ar em 50%. Todos os dentes permaneceram vitais sem efeitos adversos. A termografia não revelou qualquer aumento de temperatura nas superfícies dentárias irradiadas sujeitas a refrigeração com água. Estes resultados mostram que o laser de CO2 é útil no tratamento da hipersensibilidade dentinária cervical sem danos térmicos na polpa.

Lasers suaves: A utilização de lasers suaves na terapia dentária tem aumentado drasticamente nos últimos anos. No entanto, existe uma escassez de relatórios na literatura de estudos controlados in vivo e in vitro da eficácia do laser suave no que respeita à dor dentária.

Hoji,T (1990)45 avaliou os efeitos analgésicos do tratamento com laser suave através dos seguintes cinco estudos: (1) Avaliação clínica da irradiação com laser suave da dentina hipersensível. (2) Estudo morfológico das superfícies dentinárias após

irradiação laser suave. (3) Estudo do efeito da irradiação com laser suave no movimento do fluido dentinário. (4) Estudo do efeito da irradiação com laser suave no reflexo de abertura da mandíbula (JOR) em ratos. (5) Estudo das alterações térmicas na parede interna da câmara pulpar com irradiação laser suave. Após um tratamento com laser suave de 3 minutos na dentina hipersensível, 86% dos pacientes registaram uma diminuição da sensibilidade. Numa experiência modelo com dentes humanos extraídos, os níveis de energia deste laser eram demasiado baixos para produzir quaisquer alterações morfológicas na superfície da dentina exposta, e os movimentos do fluido dentinário induzidos por jactos de ar durante 15 segundos na dentina exposta não foram afectados pela irradiação laser na dentina durante 3 min. Além disso, houve um aumento imediato de 0,7 graus C na temperatura da parede interna da câmara pulpar pela irradiação do laser na superfície do dente. Estes resultados sugerem que os lasers suaves têm um efeito analgésico, mas este é afetado pelo grau de dor induzida pelo estímulo, e pode ser devido, para além da inibição descendente no sistema nervoso central.

Laser de excímero XeCL: Um estudo por microscópio eletrónico de varrimento dos efeitos do excimer laser XeCl em túbulos dentinários expostos de dentes humanos extraídos foi realizado por **Stabholz, A., Neev, J. et al (1993)**[46] . As amostras foram submetidas a laser de excímero XeCl durante 4 s com fluências que variaram de 0,5 a 7,0 J/cm2 e repetição de pulso de 25 Hz. Todos os espécimes submetidos à iluminação com fluências de até 1 J/cm2 mostraram a presença de dentina fundida que fechava os túbulos dentinários. Com fluências de 4 J/cm2 e superiores, observou-se a rutura de materiais fundidos e a exposição dos túbulos dentinários. Os resultados indicam que a aplicação do excimer laser XeCl em fluências específicas pode causar a fusão da dentina e o fechamento dos túbulos dentinários expostos.

3. LIMPEZA E MODELAÇÃO

A periodontite perirradicular após necrose pulpar é causada por microorganismos e seus produtos provenientes do sistema de canais radiculares. O sucesso da terapia endodôntica, que depende principalmente da eliminação dos microrganismos do sistema de canais radiculares, é conseguido através da instrumentação biomecânica do canal radicular. Estudos demonstraram, no entanto, que a remoção completa dos microrganismos do sistema de canais radiculares é virtualmente impossível[47] e que se forma uma camada de smear layer que cobre as paredes instrumentadas do canal radicular.

A smear layer é constituída por uma camada superficial na superfície da parede do canal radicular com cerca de 1 a 2 μm de espessura e uma camada mais profunda, que se encontra nos túbulos dentinários a uma profundidade de até 40 μm[4 8]. Contém substâncias inorgânicas e orgânicas que também incluem microorganismos e resíduos necróticos. Para além da possibilidade de a própria camada de esfregaço estar infetada, também pode proteger as bactérias já presentes nos túbulos dentinários, impedindo a aplicação de agentes de desinfeção intracanal bem sucedidos. . Para além da possibilidade de a própria smear layer estar infetada, também pode proteger as bactérias já presentes nos túbulos dentinários, impedindo a aplicação de agentes de desinfeção intracanal bem sucedidos[49] .

Pashley[50] considerou que uma smear layer contendo bactérias ou produtos bacterianos poderia constituir um reservatório de substâncias irritantes. Assim, a remoção completa da smear layer seria consistente com a eliminação de substâncias irritantes do sistema de canais radiculares

De acordo com **Oguntebi**[51] , os medicamentos intracanais mais utilizados atualmente têm um espetro antibacteriano limitado e alguns deles têm uma capacidade limitada de difusão nos túbulos dentinários. Na sua revisão, sugeriu que as novas estratégias de tratamento concebidas para eliminar os microrganismos do sistema de canais radiculares devem incluir agentes que possam penetrar nos túbulos dentinários e destruir os microrganismos, uma vez que estes estão localizados numa área para além dos mecanismos de defesa do hospedeiro, onde não podem ser alcançados por agentes antibacterianos administrados sistemicamente. Também foi claramente demonstrado que mais de 35% da área de superfície dos canais permaneceu inalterada após a instrumentação do canal radicular utilizando quatro técnicas de preparação de níquel-titânio

Em vários sistemas de laser utilizados em medicina dentária, a energia emitida pode ser entregue ao sistema de canais radiculares através de uma fibra ótica fina (Nd:YAG, érbio, crómio: ítrio-escândio-gálio-garnet [Er, Cr: YSGG], árgon e díodo) ou através de um tubo oco (CO_2 e Er:YAG). Assim, o potencial efeito bactericida da irradiação laser pode ser utilizado eficazmente para uma limpeza adicional do sistema de canais radiculares após a instrumentação biomecânica. Este efeito foi estudado extensivamente utilizando lasers como o CO_2 , Nd:YAG , excimer, díodo , e Er:YAG .

O consenso aparente é que a irradiação laser emitida pelos sistemas laser utilizados em medicina dentária tem o potencial de matar microrganismos. Na maioria dos casos, o efeito está diretamente relacionado com a quantidade de irradiação e com o seu nível de energia. Também foi documentado em numerosos estudos que a irradiação com laser de CO_2 , Nd: YAG, árgon , Er,Cr:YSGG , e Er:YAG tem a capacidade de remover detritos e a smear layer das paredes do canal radicular após a instrumentação biomecânica.

<u>**As limitações associadas à utilização intracanal de lasers são:**</u>

1. A emissão de energia laser a partir da ponta da fibra ótica ou da guia laser é direccionada ao longo do canal radicular e não necessariamente lateralmente às paredes do canal radicular. Assim, é quase impossível obter uma cobertura uniforme da superfície do canal utilizando um laser [52]

2. Outra limitação é a segurança deste procedimento, uma vez que é potencialmente possível a ocorrência de danos térmicos nos tecidos periapicais.

3. A emissão direta de irradiação laser a partir da ponta da fibra ótica na proximidade do forame apical de um dente pode resultar na transmissão da irradiação para além do forame. Esta transmissão de irradiação, por sua vez, pode afetar negativamente os tecidos de suporte do dente e pode ser perigosa em dentes com grande proximidade do forame mental ou do nervo mandibular[53] .

Na sua revisão, **Matsumoto** e colegas também enfatizaram as possíveis limitações da utilização de lasers no sistema de canais radiculares. Sugeriram que "a remoção da camada de smear layer e dos detritos pelo laser é possível, mas é difícil limpar todas as paredes do canal radicular, porque o laser é emitido diretamente para a frente, tornando quase impossível irradiar as paredes laterais do canal". Estes investigadores recomendaram vivamente a melhoria da ponta endodôntica para permitir a irradiação de todas as áreas das paredes do canal radicular.

Stabholz e colegas relataram o desenvolvimento de uma nova ponta endodôntica que pode ser utilizada com um sistema laser Er :YAG. O laser Er: YAG ganhou uma popularidade crescente entre os clínicos após a sua aprovação pela Food and Drug Administration para utilização em tecidos dentários duros. O feixe do laser de Er:YAG é emitido através de um tubo oco, tornando possível desenvolver uma ponta endodôntica que permite a emissão lateral da irradiação (disparo lateral), em vez da emissão direta através de uma única abertura na sua extremidade mais distante.

Esta nova ponta endodôntica em espiral de disparo lateral (RCLase; Lumenis, Opus Dent, Israel) foi concebida para se adaptar à forma e ao volume dos canais radiculares preparados por instrumentação rotativa de níquel-titânio. Emite a irradiação laser Er:YAG lateralmente para as paredes do canal radicular através de uma fenda em espiral localizada ao longo de toda a ponta. A ponta é selada na sua extremidade mais distante, impedindo a transmissão da irradiação para e através do forame apical do dente (Figs. 35 e 36).

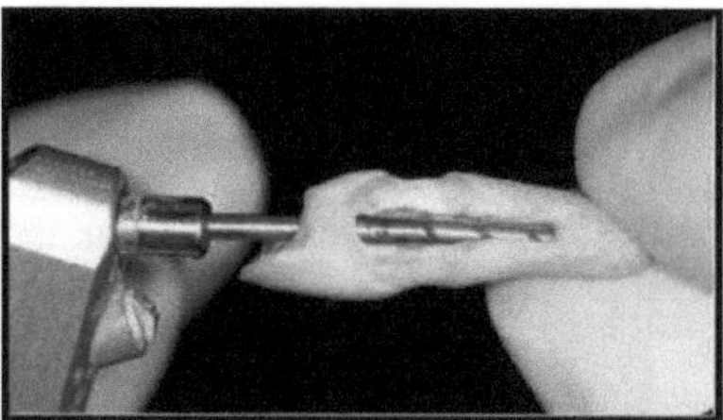

Fig35- O protótipo da ponta espiral de disparo lateral RCLase é mostrado no canal radicular de um canino maxilar extraído, no qual a parede lateral da raiz foi removida para permitir a visualização da ponta

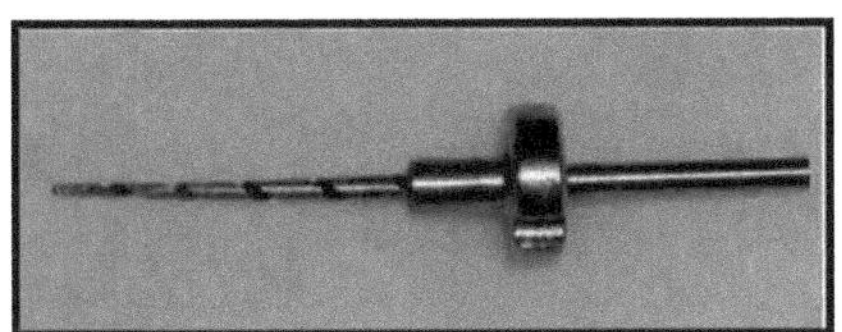

Fig. 36. A ponta em espiral de disparo lateral da RCLase

Os túbulos dentinários na raiz têm um percurso relativamente reto entre a polpa e a periferia, em contraste com os contornos típicos em forma de S dos túbulos na coroa do dente. Estudos demonstraram que as bactérias e os seus subprodutos, presentes nos canais radiculares infectados, podem invadir os túbulos dentinários. A presença de bactérias nos túbulos dentinários de dentes infectados é de aproximadamente metade da distância entre as paredes do canal radicular e a junção cementodentinária. Estes resultados justificam a razão e a necessidade de desenvolver meios eficazes de remover a smear layer das paredes do canal radicular após a instrumentação biomecânica. Esta remoção permitiria que os desinfectantes e a irradiação laser alcançassem e destruíssem os microrganismos nos túbulos dentinários.

Um estudo efectuado por **Stabholz A** examinou a eficácia da ponta espiral de disparo lateral endodôntico na remoção de detritos e smear layer dos canais radiculares distais e palatinos de molares humanos recém-extraídos que foram instrumentados com limas de níquel-titânio (ProTaper; Dentsply, Tulsa Dental, Tulsa Oklahoma) para . Após a preparação dos canais radiculares, a câmara pulpar e os canais radiculares dos dentes preparados foram preenchidos com EDTA a 17%

e irradiados com laser Er:YAG (Opus 20, Lumenis, Opus Dent, Israel), utilizando 500 mJ por impulso a uma frequência de 12 Hz durante quatro ciclos de 15 segundos cada.

A ponta em espiral de disparo lateral RCLase foi utilizada para a irradiação. As raízes foram removidas, divididas longitudinalmente e submetidas à avaliação por MEV.

As raízes distais e palatinas de molares humanos recém-extraídos que tinham sido submetidos a uma preparação semelhante, mas que não tinham sido tratados com lase, serviram de controlo. A MEV das paredes dos canais radiculares com laseamento revelou superfícies limpas, livres de smear layer e detritos. Os túbulos dentinários abertos eram claramente distinguíveis.

Em contraste, a MEV dos canais radiculares não desobstruídos mostrou a presença de smear layer e detritos em todas as superfícies das paredes do canal radicular, cobrindo completamente as aberturas dos túbulos dentinários (Fig. 37). Parece que é possível obter uma limpeza eficaz do sistema de canais radiculares utilizando o laser Er:YAG com a ponta espiral de disparo lateral RCLase após a preparação biomecânica do canal radicular com limas de níquel-titânio (ProTaper)

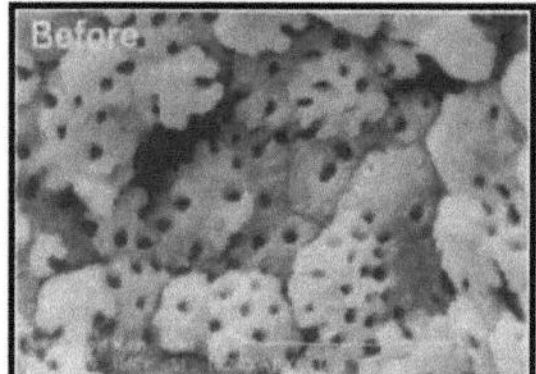

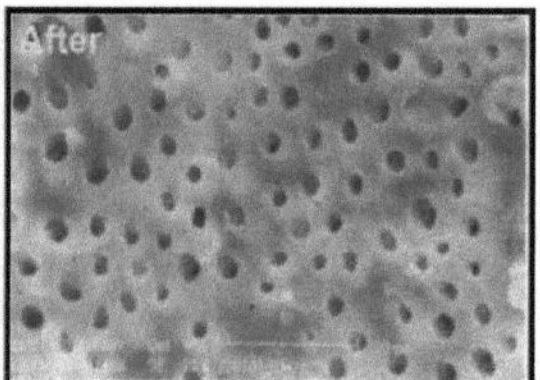

Fig 37 - Limpeza e modelação do sistema de canais radiculares: Laser

de Nd:YAG utilizado na remoção da camada de smear layer das
paredes do canal radicular.

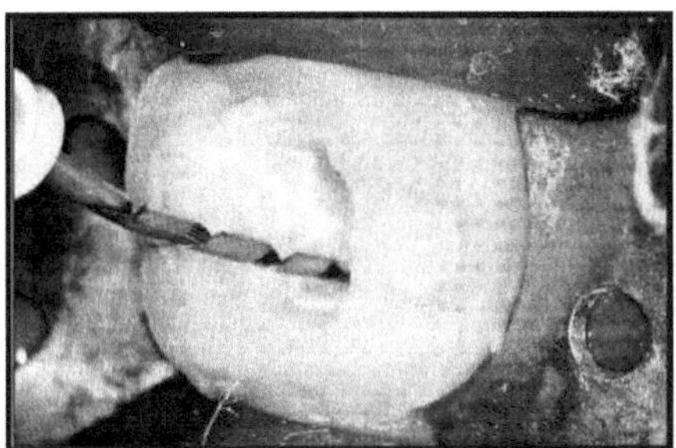

Fig-38 Ponta de laser endodôntico para utilização com laser Er:YAG

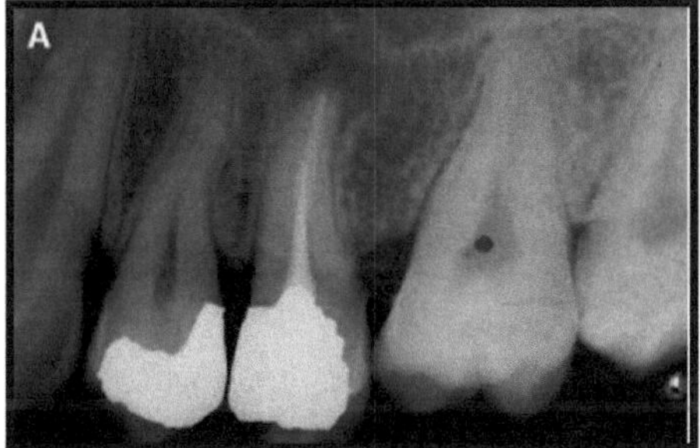

Fig. 39 - Radiografia pré-operatória de um segundo pré-molar
superior esquerdo com periodontite apical crónica. Pode ver-se
claramente uma área radiolúcida periapical; está indicado um novo
tratamento do canal radicular.

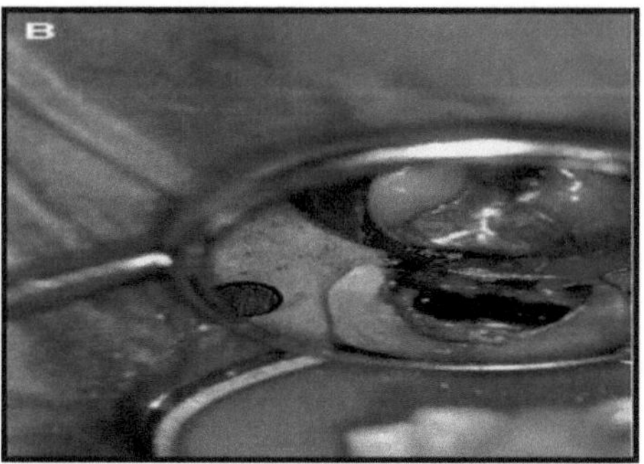

Fig-40 Após a abertura do acesso, o material de obturação do canal radicular antigo foi removido; a vista oclusal mostra canais radiculares muito sujos.

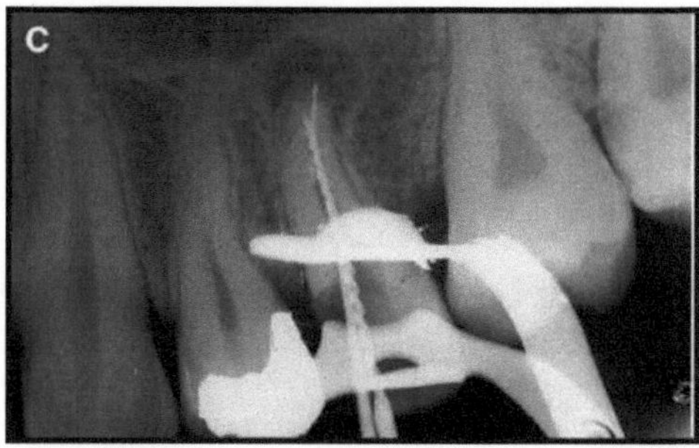

Fig-41 Uma radiografia de medição do comprimento demonstra a presença de dois canais radiculares separados.

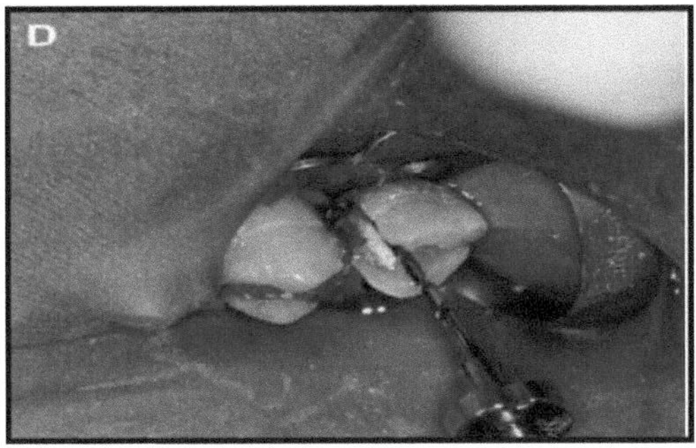

Fig-42 Utilização da irradiação laser Er:YAG para limpeza do sistema de canais radiculares. A ponta espiral RC Lase de disparo lateral é introduzida no canal radicular após a conclusão da preparação biomecânica do canal radicular com limas de níquel-titânio (ProTaper).

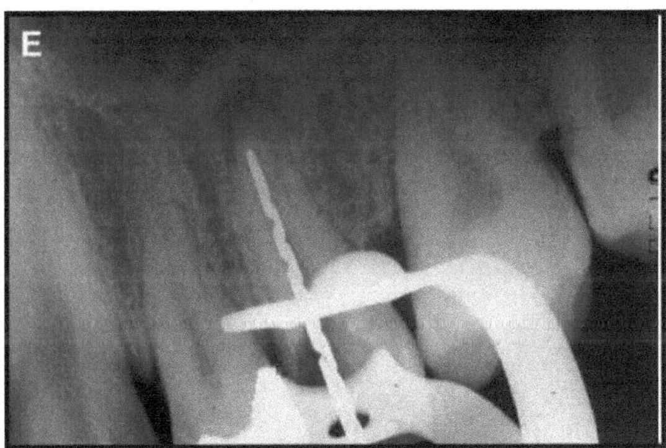

Fig-43 Radiografia da RC Lase no canal.

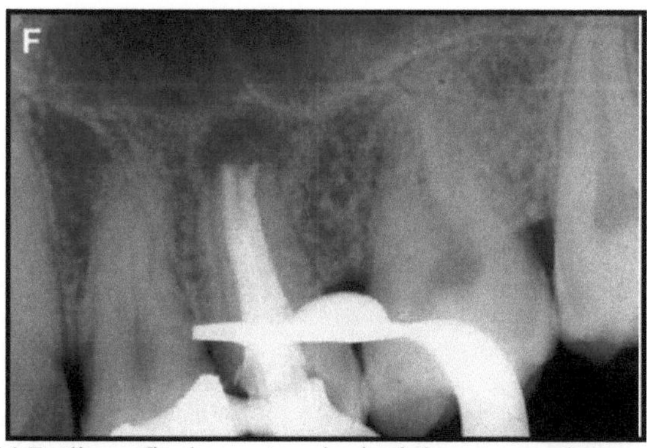

Fig-44 Radiografia da ponta principal da guta percha no canal.

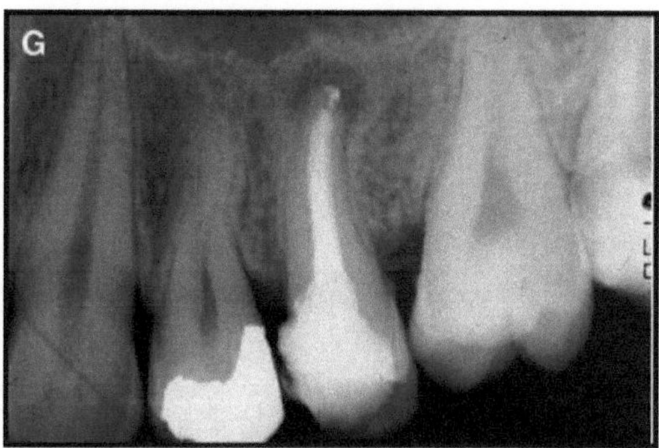

Fig-45 Radiografia mostrando ambos os canais radiculares
preenchidos com guta-percha.

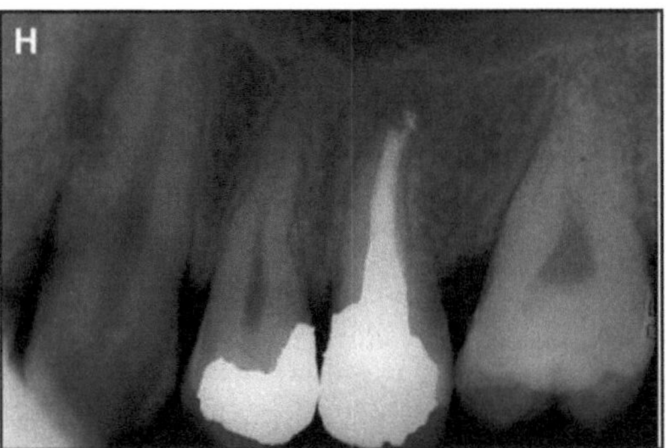

Fig-46 Uma radiografia pós-operatória de 6 meses mostra uma boa reparação

Efeito do laser na camada de esfregaço e nos detritos

A limpeza e modelação convencionais dos espaços dos canais radiculares envolvem a utilização de instrumentos manuais e rotativos com irrigação. O procedimento resulta na formação de uma camada de esfregaço constituída por aparas de dentina, restos de tecido orgânico e microorganismos. A instrumentação endodôntica, a irrigação ou a medicação intracanal não são capazes de remover totalmente os detritos intra-canal. O laser tem sido sugerido como um auxiliar na preparação do canal radicular.

Num estudo efectuado por **Goodis, H.E., White, J.M., et al (1993)**[54] , foram utilizados lasers Nd: YAG de onda contínua e pulsada com 1,06 microns de comprimento de onda para comparar as suas capacidades de limpeza e modelação dos espaços dos canais radiculares com os métodos convencionais. Após a preparação, os dentes de teste foram seccionados longitudinalmente e examinados por microscopia eletrónica de varrimento. Os resultados demonstraram que o laser era capaz de remover a camada de smear layer na sua totalidade e podia ocasionalmente alterar as paredes da dentina.

Moshonov, J., Sion, A., Kasirer, J., et al (1995)[55] avaliou a eficácia da irradiação com laser de árgon na remoção de detritos do sistema de canais radiculares. Uma fibra ótica de laser de árgon de 300 microns foi introduzida no canal radicular de cada dente, até ao seu comprimento de trabalho. Quinze impulsos de 100 mseg cada, com energia de 2 watts, foram emitidos durante 5 segundos no ápice. O procedimento de laser foi repetido em intervalos de 1 mm ao longo do canal radicular, e a ponta da fibra foi retirada do ápice até o orifício. A análise por microscopia eletrónica de varrimento computorizada revelou que a quantidade de detritos no grupo com lase era significativamente inferior à do grupo de controlo (p = 0,0001). Com base nos seus resultados, parece que a irradiação intra-canal com laser de árgon é um meio eficaz de remover os resíduos intra-canal.

Blum, J.Y., Abadie, M.J (1997)[56,] s estudo teve como objetivo avaliar a limpeza do canal alcançada por cinco técnicas de preparação diferentes, incluindo a utilização do laser. Foram estudadas as seguintes técnicas: (A) instrumentação manual (preparação em série), (B) preparação a laser (laser Nd: YAP), (C) preparação manual com laser como adjuvante, (D) preparação manual com um dispositivo subsónico como adjuvante (MM 3000 com shapers), e (E) instrumentação manual com um dispositivo subsónico e laser como adjuvantes (MM 3000 com shapers, laser Nd: YAP). As superfícies da parede do canal foram examinadas num microscópio eletrónico de varrimento a todos os níveis com um novo método que utiliza a incrustação de grelha no ecrã do microscópio.

As técnicas A e C diferiam entre si apenas pelo tamanho das partículas de detritos, que eram mais pequenas para a preparação C. Para o preparo a laser (B), houve pouco aumento no diâmetro do canal, e uma quantidade substancial de detritos estava presente. As diferenças entre as técnicas A, C e D não foram significativas. A utilização do dispositivo subsónico e do laser em conjunto como adjuvantes (E) mostrou a preparação mais limpa com muito poucos detritos, túbulos abertos e tamanho de partículas muito pequeno. Este resultado sugere que o laser tem um potencial para assegurar uma limpeza óptima do canal.

Existem alguns relatórios contraditórios sobre a eficácia do laser Nd: YAG na remoção de resíduos e smear layer. **Harashima, T., Takeda, F.H et al (1997)**[57] objetivo era avaliar a eficácia do laser de Nd:YAG na remoção de detritos e smear layer nas paredes dos canais radiculares instrumentados in vitro. Os espécimes tratados com 2 W e 20 pps mostraram paredes do canal radicular muito limpas, com detritos e smear layer evaporados, fundidos, fundidos e recristalizados na maioria dos casos (quando comparados com 1 W e 20 pps). Estes resultados sugerem que o laser Nd: YAG é útil para remover detritos e smear layer e provoca a fusão de estruturas internas nas paredes dos canais radiculares instrumentados com os parâmetros de 2 W e 20 pps.

Takeda, F.H., A Harashima, T., Eto, J.N et al (1998)[58] estudaram e observaram as alterações morfológicas nas paredes do canal radicular após a instrumentação e irrigação, e avaliaram a eficácia dos procedimentos de limpeza convencionais e a eficácia do laser de Er: YAG na remoção de detritos e smear layer das paredes do canal radicular. As paredes do canal radicular irradiadas pelo laser de Er: YAG estavam livres de detritos, com uma camada de smear layer evaporada e túbulos dentinários abertos. Estes resultados sugerem que a irradiação com laser de Er: YAG teve um efeito de limpeza eficaz nas paredes preparadas do canal radicular.

Harashima, T., Takeda, F.H., Zhang, C., et al (1998)[59] examinaram se o laser de árgon tem a propriedade de remover detritos e smear layer das paredes dos canais radiculares. Os canais radiculares foram irradiados com laser de árgon (os parâmetros do laser foram fixados em 1 W e a duração e frequência dos impulsos foram fixadas em 0,05 s e 5 Hz) e observados com um microscópio eletrónico de varrimento e avaliados quanto à limpeza das superfícies das paredes dos canais radiculares. Foram observadas superfícies dos canais radiculares sem detritos e restos de tecido pulpar vaporizado, sugerindo que a irradiação com laser de árgon tem um efeito de limpeza eficaz nas superfícies dos canais radiculares instrumentados.

Takeda, F.H., Harashima, T., et al (1998)[60] analisaram a eficácia de três tipos de laser, árgon, Nd:YAG e Er:YAG, para remover a camada de smear layer das paredes dos canais radiculares preparados in vitro. Os canais radiculares do grupo 1 (G1) não foram obturados e foram irrigados com EDTA a 17%. No grupo (G2), os canais radiculares foram irradiados com laser de árgon nos parâmetros de 1 W, 50 mJ e 5 Hz. No grupo 3 (G3), os canais radiculares receberam irradiação com laser de Nd:YAG a 2 W, 200 mJ e 20 Hz.

Os dentes do grupo 4 (G4) foram irradiados com laser Er: YAG com os seguintes parâmetros: 1 W, 100 mJ e 10 Hz. O terço médio dos dentes do G1 apresentou superfícies de parede limpas com túbulos dentinários abertos. No G2, no terço médio, a smear layer estava livre e foram observados restos de tecido pulpar vaporizados. No G3, a maioria dos espécimes apresentou paredes muito limpas com a smear layer evaporada, fundida, fundida e recristalizada nos terços médio e apical. As paredes do G4 revelaram a smear layer evaporada e túbulos dentinários abertos nos terços médio e apical. Estes resultados mostram que o laser de árgon e o laser de Nd: YAG são úteis para remover a smear layer e que a irradiação com laser de Er: YAG é a mais eficaz para remover a smear layer nas paredes dos canais radiculares.

Não existe nenhum relatório que avalie os detritos residuais nos canais radiculares após a irradiação com laser de Er: YAG utilizando um fibroscópio. Por conseguinte, foi efectuado um estudo para investigar o efeito do laser de Er: YAG na remoção de detritos perto das sedes apicais nos canais radiculares e para avaliar a eficácia de um fibroscópio para a avaliação de detritos remanescentes na parede do canal radicular in vitro. Este estudo foi efectuado por **Matsuoka, E., Kimura, Y., Matsumoto, K. (1998)**[61] .

Os dentes dos grupos 1, 2 e 3 foram irradiados com Er: laser YAG nos parâmetros de 1 W, 2 W e 3 W, respetivamente. O grupo 4 foi constituído por espécimes de controlo que não foram submetidos a laser. Após a irradiação com laser, os resíduos remanescentes nas porções apicais de todos os canais radiculares foram avaliados por fibroscopia. Os espécimes foram observados por estereoscopia e microscopia eletrónica de varrimento (SEM).

O grau de resíduos remanescentes nas sedes apicais foi avaliado. RESULTADOS: O grau de detritos remanescentes observado pela fibroscopia coincidiu com os resultados da MEV. Não houve diferença significativa entre os grupos 1 e 4, e também entre os grupos 2 e 4, mas os resíduos remanescentes no grupo 3 diminuíram significativamente após a irradiação com laser Er: YAG em comparação com o grupo 4 (p < 0,01).

CONCLUSÕES: Estes resultados sugerem que a irradiação com laser Er: YAG é eficaz para a remoção de detritos perto das sedes apicais e que um fibroscópio é útil para a avaliação dos detritos remanescentes perto das sedes apicais de dentes intactos. Num estudo muito pormenorizado, os efeitos de três irrigantes endodônticos e de dois tipos de laser numa camada de esfregaço criada pela instrumentação manual foram avaliados in vitro nos terços médio e apical dos canais radiculares por **Takeda, F.H., Harashima, T. et al (1999)62.**

O grupo 1 (G1) foi constituído por espécimes de controlo que foram irrigados com uma descarga final de EDTA a 17%. Os dentes do grupo 2 (G2) foram irrigados com uma descarga final de ácido fosfórico a 6%, e os do grupo 3 (G3) com ácido cítrico a 6%. Nos espécimes do grupo 4 (G4), os canais radiculares foram irradiados com um laser de dióxido de carbono (CO2), e os espécimes do grupo 5 (G5) foram irradiados com um laser Er: YAG.

Os espécimes de controlo (G1) mostraram paredes do canal radicular limpas com túbulos dentinários abertos no terço médio, mas em alguns espécimes foi observada uma camada espessa de esfregaço no terço apical. Os espécimes irrigados com uma descarga final de ácido fosfórico a 6% (G2) ou de ácido cítrico a 6% (G3) estavam mais limpos do que com EDTA a 17%, mostrando superfícies do canal radicular muito limpas no terço médio, mas no terço apical a camada de smear layer não foi completamente removida, especialmente nas aberturas dos túbulos dentinários. Os espécimes irradiados com o laser de CO2 (G4) mostraram paredes do canal radicular limpas, com a smear layer ausente, carbonizadas, fundidas, recristalizadas e glazeadas nos terços médio e apical. As paredes do canal radicular dos espécimes irradiados com o laser Er:YAG (G5) revelaram uma smear layer ausente com túbulos dentinários abertos nos terços médio e apical. Houve diferenças estatisticamente significativas (P < 0,01) entre G1 e G4, e G1 e G5 na limpeza dos terços médio e apical dos canais radiculares.

CONCLUSÕES: A irrigação com EDTA a 17%, ácido fosfórico a 6% e ácido cítrico a 6% não removeu toda a smear layer do sistema de canais radiculares. Além disso, essas soluções ácidas desmineralizaram a dentina intertubular ao redor das aberturas tabulares, que se tornaram alargadas. <u>O laser de CO2 foi útil na remoção</u>

e fusão da smear layer nas paredes do canal radicular instrumentado e o laser de Er: YAG foi o mais eficaz na remoção da smear layer da parede do canal radicular.

Goya, C., Yamazaki, R., Tomita, Y. et al (2000)[63] avaliaram a remoção da smear layer no batente apical por irradiação com laser Nd: YAG pulsado com ou sem tinta preta, e o grau de fuga apical após obturação in vitro. O laser foi operado a 2 W e 20 pp durante 2 s, e a irradiação foi efectuada duas vezes com um intervalo de 30 s. A camada de smear layer nos grupos tratados com laser quase derreteu ou evaporou, e foi removida significativamente em comparação com o grupo de controlo (dentes não obturados). Foram observadas fugas em 60% das amostras do grupo 1 (dentes não limados) e em 20% das amostras do grupo 2 (dentes limados). Não foram observadas fugas no grupo 3 (dentes com cascas e tinta preta). Estes resultados sugerem que a irradiação com laser Nd: YAG pulsado com tinta preta aumenta a remoção da smear layer em comparação com a irradiação sem tinta preta, e reduz significativamente a fuga apical após a obturação.

Alterações morfológicas no canal radicular após irradiação com laser

A utilização de um novo laser Nd: YAG modificado, denominado laser KTP/532, foi avaliada nos canais radiculares para determinar se modificaria a permeabilidade da dentina ou alteraria o aspeto microscópico eletrónico de varrimento da dentina do canal. Este estudo foi efectuado por **Tewfik, H.M., Pashley, D.H., et al (1993)**[64] . Os resultados mostraram que este laser não alterou a permeabilidade da dentina coberta pela smear layer, embora o exame de microscopia eletrónica de varrimento tenha revelado modificações na superfície da smear layer. O laser da dentina condicionada produziu aumentos modestos na permeabilidade da raiz, que estavam associados ao aumento e à fissuração dos orifícios dos túbulos

Foram investigados os fenómenos térmicos e microestruturais resultantes da utilização do laser KTP durante a preparação do canal radicular **(Machida, T., Wilder_Smith, P., et al, (1995)**[65] em 30 dentes humanos extraídos de uma única raiz. Os eventos térmicos que ocorrem nas superfícies radiculares de 18 dentes durante e após a exposição do canal radicular foram medidos usando termografia. Os canais radiculares de 12 dentes expostos à irradiação com o laser KTP foram avaliados através de microscopia eletrónica de varrimento. A aplicação do laser KTP com uma potência de 3 W, um tempo de exposição de 2 s e uma frequência de 5 Hz, aplicada cinco vezes, removeu a smear layer e os detritos da superfície do canal radicular a temperaturas abaixo do limiar de lesão térmica do tecido periodontal.

Os efeitos do laser dentário Luxar LX-20 CO_2 na dentina radicular apical ressecada foram examinados utilizando estereomicroscopia e microscopia eletrónica de varrimento por **Read, R.P., Baumgartner, J.C., Clark, S.M. (1995)**[66]. Os efeitos da energia do laser na dentina variaram desde a ausência de efeitos visíveis até à carbonização, fissuração, formação de crateras e vitrificação. O efeito mais dramático foi a fissuração. Foi também observado que a ponta curva não fornecia energia laser à dentina de forma tão eficiente como uma ponta reta. Concluíram que a radiação do laser de CO_2 não obliterava consistentemente os túbulos dentinários.

Khan, M.A et al (1997)[67] examinaram as alterações morfológicas e de temperatura da porção apical de dentes humanos extraídos tratados com laseres de Nd: YAG, CO_2 e árgon. A avaliação por microscopia eletrónica de varrimento mostrou que a energia do laser vaporizou os detritos depositados, produzindo uma superfície semelhante a um vidro. A investigação histopatológica revelou uma área apical alargada e afunilada. Todos os três dispositivos de laser foram capazes de vaporizar os detritos desta forma, mas o grau de alteração morfológica foi altamente dependente do nível de energia e da duração. O laser de árgon produziu as temperaturas mais elevadas.

A aplicação da irradiação com laser de erbium: YAG (Er: YAG) tem sido investigada na terapia periodontal. **Yamaguchi, H., Kobayashi, K., et al (1997)**[68] avaliaram os efeitos da irradiação com laser de Er: YAG nas superfícies radiculares utilizando um microscópio eletrónico de varrimento (SEM) e para determinar a capacidade do laser para remover lipopolissacáridos (LPS). A espetrofotometria de infravermelhos foi utilizada para investigar os efeitos do laser sobre o LPS aplicado a pastilhas de dentina radicular. Com base nos seus resultados, sugeriram que a irradiação com laser Er: YAG pode ser útil para o condicionamento radicular na terapia periodontal. No entanto, são necessários testes clínicos para estabelecer qual a utilidade, se é que existe alguma, do laser Er: YAG como parte da terapia periodontal.

Os lasers de Nd: YAG têm sido sugeridos como uma ferramenta potencial na terapia endodôntica devido aos seus efeitos de esterilização e selamento nos túbulos dentinários. No entanto, a geração de calor no canal radicular pela irradiação do laser pode produzir efeitos potencialmente nocivos nos tecidos adjacentes. Os efeitos de um laser de Nd:YAG pulsado e arrefecido termicamente na permeabilidade e no aspeto estrutural da parede do canal radicular foram investigados in vitro por **Miserendino, L.J., Levy, G.C., Rizoiu, I.M.(1995)**[6 9] . Os parâmetros do laser foram definidos em 5 W, 50 Hz, usando um spray refrigerante de ar/água simultâneo de 10 psi de ar e 2 psi de água. Os resultados indicaram que a permeabilidade dos dentes tratados com laser foi significativamente menor do que a dos espécimes não tratados.

Foi introduzida a preparação do canal radicular utilizando o laser Nd: YAG. A interação do laser com a matéria pode gerar cavitação e subsequentes ondas de pressão. O estudo realizado por **Levy, G., Rizoiu, I., Friedman, S., Lam, H. (1996)**[70] , caracterizou as ondas de pressão induzidas nos canais radiculares pelo laser de Nd: YAG, limas com vibração sónica ou limas com vibração ultra-sónica. Um transdutor piezoelétrico detectou as ondas de pressão induzidas nos canais. A irradiação com laser resultou em ondas de pressão com amplitudes variando de 35,78 a 79,26 mV, sendo positivamente correlacionadas com a densidade de potência do laser (R2 = 0,870). As vibrações sónicas e ultra-sónicas resultaram em ondas de pressão com amplitudes médias de 60,51 mV e 7,02 mV, respetivamente. Concluiu-se que a irradiação com laser de Nd: YAG induziu ondas de pressão, com características diferentes das ondas induzidas por instrumentos endodônticos sónicos e ultrassónicos de vibração livre, quando aplicados em canais radiculares preenchidos com água.

A modificação da superfície radicular induzida pelo laser de Nd: YAG pode inibir o desenvolvimento de reabsorção inflamatória externa em dentes reimplantados. Um estudo testou esta hipótese in vivo. **Friedman, S, Komorowski, R., Maillet, W., et al (1998)**[71] resultados do estudo não apoiaram a hipótese e questionaram a validade clínica da modificação da superfície da dentina irradiada com laser de Nd:YAG. Portanto, a aplicação clínica do laser de Nd: YAG nas superfícies radiculares de dentes reimplantados não é garantida.

Lan, W.H (1999)[72] avaliou a elevação da temperatura na superfície da raiz quando o laser Nd: YAG foi irradiado no canal radicular e verificou que a elevação da temperatura não excedeu 10 graus C apenas quando a saída de energia do laser era inferior a 100 mJ/pulso e inferior a 20 pulsos/s.

Os efeitos da irradiação com laser Nd: YAG pulsado durante o tratamento do canal radicular de dentes infectados foram investigados histopatologicamente em cães por **Koba, K., et al (1999)**[73] . O canal foi irradiado utilizando os seguintes parâmetros: 1 W, 30 pps, durante 1 e 2 s, e 2 W, 30 pps, durante 2 s. A inflamação das regiões periapicais nos grupos tratados com laser foi significativamente menor do que no grupo de controlo às 4 e 8 semanas (p < 0,05). Estes resultados sugerem que o laser Nd: YAG pulsado é útil para o tratamento do canal radicular de dentes infectados, se forem seleccionados parâmetros adequados.

O objetivo de um estudo realizado por **Kimura, Y. et al (2001)**[74] foi investigar as alterações morfológicas e atómicas na superfície da raiz através de estereoscopia, microscopia eletrónica de varrimento de emissão de campo (FE-SEM) e espetroscopia de raios X de depressão energética (SEM-EDX) após irradiação in vitro com laser de érbio, crómio: ítrio, escândio, gálio, granada (Er, Cr: YSGG). Os resultados mostraram crateras com superfícies rugosas mas limpas e não se observou fusão ou carbonização nas amostras. Um exame analítico atómico mostrou que a relação entre o cálcio e o fósforo não apresentou alterações significativas entre as áreas de controlo e irradiadas ($p > 0,01$). Estes resultados mostraram que o laser Er, Cr: YSGG tem um bom efeito de corte na superfície da raiz e não causa queimaduras ou fusão após a irradiação laser

4. ESTERILIZAÇÃO DO CANAL RADICULAR

A presença de bactérias e tecido necrótico pode causar a persistência da infeção no canal radicular. A ação de corte dos instrumentos endodônticos gera uma camada de esfregaço composta por uma mistura de materiais orgânicos e inorgânicos, tais como resíduos de dentina, tecido mole e microrganismos. A longo prazo, o sucesso da terapia do canal radicular depende da remoção completa dos detritos endodônticos. No entanto, a instrumentação mecânica atual, por si só, não é suficiente para eliminar este material. A maioria dos autores concorda com o uso de duas soluções irrigantes, NaOCl a 5,25% para dissolver tecidos moles e bactérias e solução de EDTA a 17% para dissolver detritos inorgânicos. No entanto, tem sido referido que a solução de NaOCl a 0,5%, embora tenha um efeito bactericida, não esteriliza. Algumas bactérias podem sobreviver no interior dos túbulos ou noutras áreas não acessíveis, porque a smear layer fecha os orifícios dos túbulos, impedindo assim o contacto direto entre os microrganismos e a solução irrigante.

A irradiação laser foi introduzida no tratamento endodôntico pelo seu efeito bactericida. Os lasers provocam uma diminuição do número de bactérias em diferentes modelos: dentes extraídos infectados, tubos capilares e microplacas de plástico. A luz laser penetra até >1000μm na dentina. Isto proporciona uma vantagem distinta, uma vez que as bactérias podem imigrar até 1000μm para os túbulos. Diferentes estudos demonstraram que a radiação laser é enfraquecida à medida que penetra na dentina, mas o efeito bactericida continua a ser eficaz, mesmo a uma espessura de 1000 μm de profundidade

Dos lasers atualmente disponíveis, o comprimento de onda do CO_2 parece ser o menos eficaz na descontaminação bacteriana e a eficácia da utilização do laser parece depender dos valores de fluência e do acesso direto. Além disso, tem sido manifestada alguma preocupação de que a pluma produzida durante a ação do laser possa permitir a propagação da contaminação bacteriana. Estudos comparativos sobre dois agentes patogénicos bacterianos comuns, *E. coli e E. faecalis, mostraram* que a parede celular mais complexa desta última pode reduzir a eficácia da ação do laser.

O laser Nd: YAG é mais popular, porque com este dispositivo está disponível um sistema de entrega de fibra ótica fina para entrar em canais radiculares estreitos. Muitos outros sistemas laser, como o laser de XeCl que emite a 308 nm, o laser de Er:YAG que emite a 2,64 μm, um laser de díodo que emite a 810 nm e o laser de Nd:YAG que emite a 1,34 µm, também foram utilizados para este fim. Todos os lasers têm um efeito bactericida a alta potência que depende de cada laser. Parece existir um potencial de contaminação bacteriana do canal radicular para o doente e para a equipa dentária através do fumo produzido pelo laser, o que pode provocar a disseminação bacteriana. Assim, deve ser utilizado um sistema de bomba de vácuo forte para proteger contra a propagação de infecções quando se utilizam lasers nos canais radiculares.

A esterilização dos canais radiculares com lasers é problemática, uma vez que é possível a ocorrência de lesões térmicas nos tecidos periodontais. É necessário selecionar um parâmetro de laser adequado.

Só podem ser utilizados os lasers que fornecem a sua potência através de um sistema de fibra ótica flexível extremamente fino e os lasers com um comprimento de onda capaz de penetrar na dentina a uma profundidade capaz de eliminar as bactérias

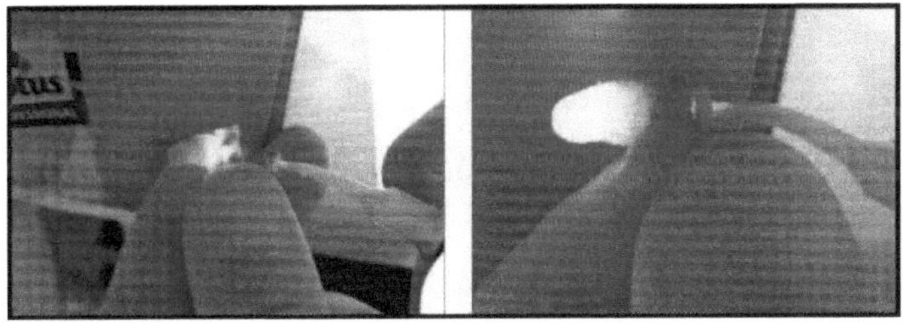

A   **B**

Fig 47- A) Fibra com feixe de mira HeNe a ser introduzida no
canal radicular extraído

B) Fibra ótica inserida até dois milímetros abaixo do comprimento

de trabalho. Note o efeito de fluorescência da luz através da dentina tubular. Pensa-se que a luz laser invisível se comporta de forma semelhante

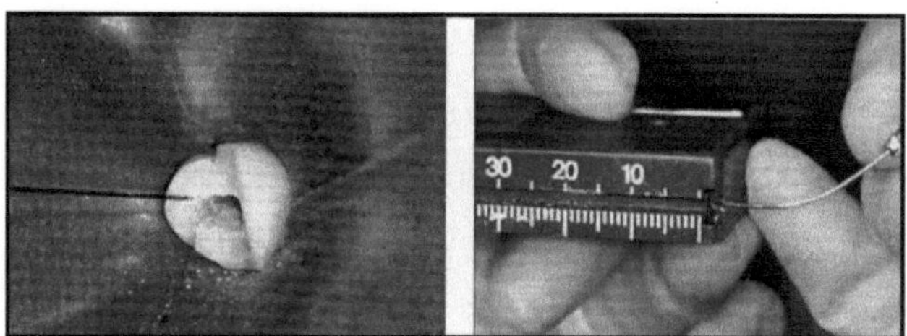

Fig 48-A) Fibra de 200 µm de diâmetro em utilização clínica em endodontia

B) Medição do comprimento da fibra.

Numerosos estudos demonstraram os efeitos benéficos do tratamento com laser na desinfeção dos canais radiculares. O efeito da irradiação com excimer laser XeCl no crescimento de Streptococcus mutans em meio líquido e em placas de ágar foi estudado por **Stabholz, A., et al (1993)**[75] . O efeito bactericida das aplicações de laser estava diretamente relacionado com a quantidade de tempo de radiação. A irradiação laser durante 4 e 8 s resultou num efeito bactericida que foi estatisticamente significativo em comparação com a ausência de tratamento ou com a exposição de 2 s. As zonas de inibição produzidas por níveis de energia mais elevados (0,5 J/cm2, 0,7 J/cm2 e 1,0 J/cm2) foram maiores em comparação com a fluência mais baixa utilizada (0,1 J/cm2). Com base neste resultado, parece que o excimer laser XeCl 308-nm pode matar S. mutans.

Hardee, M.W., et al (1994)[76] , no seu estudo sobre a avaliação dos efeitos antibacterianos da irradiação intra-canal com laser de Nd:YAG, concluiu que não havia diferenças significativas entre os grupos expostos à radiação laser de Nd:YAG pulsada ou ao NaOCl a 0,5%, isoladamente ou em combinação. O objetivo de um estudo realizado por **Moshonov, J., et al (1995)**[77] foi avaliar a eficácia da irradiação com laser de Nd:YAG na desinfeção do sistema de canais radiculares. Os canais radiculares foram infectados durante 60 minutos com uma cultura de Enterococcus faecalis de um dia para o outro em caldo de soja tríptico. A análise SEM de dentes divididos longitudinalmente foi utilizada para ilustrar o efeito do tratamento na smear layer e nas bactérias de superfície. A irradiação com laser Nd: YAG reduziu significativamente o número de bactérias, enquanto a irrigação com NaOCl desinfectou eficazmente os canais.

Fegan, S.E.,et al (1995)[78] determinou a capacidade do laser Nd: YAG na desinfeção de canais radiculares contaminados in vitro. Dentes extraídos de uma única raiz foram esterilizados com gás de óxido de etileno e depois inoculados com Bacillus stearothermophilus. O laser Nd: YAG foi eficaz na inibição do crescimento de B. stearothermophilus. Os efeitos do laser Nd: YAG noutras bactérias mais frequentemente encontradas nos sistemas de canais radiculares devem ser avaliados.

Blum, J.Y et al.(1997)[79] s estudo in vitro teve como objetivo comparar a eficácia de um irrigante clássico com a de um laser na desinfeção de um canal radicular contaminado. Os dentes foram inoculados com Streptococcus mitis ATCC 33399, e o canal foi então submetido a laser com diferentes frequências: frequência de 5 Hz e potência de 260 mJ; frequência de 10 Hz e potência de 310 mJ; frequência de 30 Hz e potência de 300 mJ. Os resultados indicaram que o efeito antibacteriano do laser Nd: YAP dependia da frequência. Apenas uma frequência de 30 Hz do laser de Nd: YAP inibiu o crescimento de Streptococcus mitis ATCC 333999.

Os efeitos térmicos e as propriedades antibacterianas de um laser Nd: YAG foram estudados por. **Ramskold, L.O., et al (1997)**[80] para estabelecer níveis de energia clinicamente seguros para serem aplicados no canal radicular e para determinar o nível de energia necessário para esterilizar canais radiculares infectados. Os resultados indicaram que os ciclos de lasing de 3 J-s durante 15 s seguidos de um intervalo de recuperação de 15 s podem ser continuados por períodos prolongados sem risco de danos térmicos nos tecidos circundantes.

Um estudo sobre a eficácia antibacteriana do laser Nd: YAG, Ho: YAG e Er: YAG em canais radiculares infectados foi efectuado por **Moritz, A. et al 1999**[81] . O estudo salienta que todos os três lasers diminuíram substancialmente a população bacteriana com apenas diferenças mínimas na sua eficácia microbicida. A 1,5 W, os melhores resultados foram obtidos pelo laser Er: YAG, com uma eliminação bacteriana média de 99,64%, seguido do laser Nd: YAG (99,16%) e do laser Ho: YAG (99,05%). Os resultados indicaram que os três lasers actuam como microbicidas fortemente eficazes sem causar aumentos de temperatura desfavoráveis nas definições utilizadas. Assim, podem ser considerados uma ferramenta valiosa para o tratamento do canal radicular.

A ação bactericida do laser de CO2 em dentes de animais infectados com uma espécie bacteriana endodôntica (Actinomyces odontolyticus) foi avaliada por **Le_Goff, et al (1999)**[82] . Os incisivos foram divididos em três grupos: grupo 1 - dentes de controlo não tratados; grupo 2 - dentes tratados com NaOCl a 3%; e grupo 3 - dentes tratados com um laser de CO2 a 5 W, utilizando três períodos de irradiação sucessivos de 9,9 s com 10 s entre tratamentos. Os resultados do estudo indicaram uma diminuição média de 85% nas unidades formadoras de colónias no grupo tratado com laser, em comparação com o grupo de controlo. No entanto, o tratamento com NaOCl foi estatisticamente superior ao tratamento com laser de CO2.

Mehl, Aet al (1999)[83] investigaram as propriedades antimicrobianas da radiação laser Er:YAG em canais radiculares dentários. Os canais radiculares foram inoculados com Escherichia coli ou Staphylococcus aureus durante 2 h. Os grupos de tratamento com laser foram expostos durante 15 ou 60 s à radiação laser Er:YAG (energia de impulso: 50 mJ; 15 pps). Após a irradiação ou irrigação, o número de bactérias foi avaliado utilizando a técnica da placa de espalhamento de superfície. No caso do S. aureus, a carga bacteriana primária (grupo de controlo) dos canais radiculares foi reduzida para 0,15% após 15 s e 0,06% após 60 s de tratamento com laser. No grupo E. coli, o número de bactérias diminuiu para 0,13%, com o menor tempo de radiação e para 0,034% após 60 s de radiação.

Irrigando os canais radiculares com NaOCl, foi possível obter uma redução do número de bactérias para 0,033% para S. aureus e para

0,020% para E. coli. Como os resultados confirmam, a radiação laser de Er: YAG exerce propriedades antimicrobianas muito eficazes nos canais radiculares dentários, dependendo do tempo de radiação. Os efeitos antibacterianos do laser Nd:V YAG em canais radiculares e túbulos dentinários contaminados foram observados por **Berkiten, M., Berkiten, R., Okar, I. (2000)**[84] . As amostras foram inoculadas com Streptococcus sanguis (NCTC 7853) e Prevotella inter media (NCTC 93336), e os efeitos do laser Nd: YAG foram testados nestes dentes. Os espécimes foram submetidos a laser Nd: YAG de 1,8 W e 2,4 W por 30 s, e a presença de bactérias nos túbulos foi observada sob microscopia ótica.

Os lasers de 1,8 W esterilizaram os túbulos em 86,3% das secções inoculadas com S. sanguis, enquanto os lasers de 2,4 W esterilizaram 98,5% das secções. Ambas as potências de laser esterilizaram todas as amostras inoculadas com P. inter media. As observações da microscopia eletrónica de varrimento corroboraram os resultados da microscopia ótica.

Diferentes lasers utilizados para a esterilização de canais radiculares

O laser Nd:YAG

O laser Nd:YAG (1064 nm) tem sido o laser mais amplamente investigado para a desinfeção endodôntica. Midda e Renton-Harper foram os primeiros a referir o efeito bactericida do laser de Nd:YAG e a recomendar a sua utilização em endodontia. Os primeiros estudos neste domínio foram efectuados em 1995 por Rooney et al. e Hardee et al. O efeito antimicrobiano do Nd:YAG baseia-se no aquecimento térmico do ambiente bacteriano e no aquecimento local no interior das bactérias (através de cromóforos no interior das bactérias sensíveis à luz laser). A vantagem do laser de Nd:YAG na desinfeção dos canais radiculares é o seu efeito bactericida significativo até 1 mm de profundidade na dentina[85] Para irradiar uniformemente as paredes da dentina e evitar danos térmicos nos tecidos perirradiculares, uma ponta fina de fibra de vidro do laser de Nd:YAG (diâmetro de aproximadamente 200 µm) tem de ser colocada a 1-2 mm do ápice e movida em movimentos circulares lentos até à coroa. Atualmente, os parâmetros de segurança para o laser de Nd:YAG são 15 Hz, 100 mJ e 1,5 W, quatro vezes durante 5 a 10 segundos, com um intervalo de 20 s. O efeito antibacteriano do laser de Nd:YAG nunca demonstrou ser superior ao da irrigação convencional com NaOCl. Após a irradiação das paredes dentinárias intracanais com o laser de Nd:YAG, podem ser observadas alterações morfológicas, como a fusão e a recristalização com túbulos dentinários abertos ou fechados[86]

Laser de díodo

Os lasers de díodo emitem radiação na gama visível (principalmente 660 nm) e infravermelha (810 a 980 nm) do espetro eletromagnético. Devido ao coeficiente de absorção mais elevado na água (0,68 cm-1), os lasers de díodo têm uma menor profundidade de penetração na dentina (até 750 µm) em comparação com o Nd:YAG lase[87]. Uma vez que a maioria dos lasers de díodo são lasers cortados, não se ouve qualquer ruído de pulso e, assim, durante a aplicação, não é possível obter uma resposta valiosa sobre o estado do canal (húmido ou seco). O laser de díodo estimula a proliferação celular e mostra um efeito inibidor nas enzimas que propagam a inflamação. As alterações morfológicas nas paredes da dentina após a irradiação com laser de díodo são semelhantes às obtidas com um laser Nd:YAG

Laser Er:YAG e Er,Cr:YSGG

Para a esterilização solitária do canal radicular, o laser Er:YAG não é realmente adequado. Tem um efeito bactericida através da remoção da camada de smear layer no canal radicular e é, por isso, comparável às soluções de enxaguamento químico, descritas como "enxaguamento físico". No entanto, o efeito bactericida na profundidade da dentina não é tão bom como o conseguido com o Nd:YAG ou o laser de díodo. Só consegue penetrar nas áreas mais próximas do lúmen do canal, devido ao seu comprimento de onda e à absorção superficial pela dentina, e desenvolver um efeito sobre as bactérias[88] . Um efeito bactericida na profundidade da dentina é dificilmente concebível por razões físicas e só poderia ser alcançado através de um aumento de temperatura indesejado.

Terapia fotodinâmica antimicrobiana (aPDT)

A terapia fotodinâmica antimicrobiana (aPDT) ou desinfeção fotoactivada (PAD) é uma desinfeção fotoquímica induzida por laser ou esterilização de tecidos duros e moles que se baseia na ativação de um fotossensibilizador não tóxico por uma baixa energia laser. Como resultado da interação entre o fotossensibilizador e a luz laser, forma-se oxigénio singlete (1O2) a partir de oxigénio molecular (3O2), que causa danos na membrana bacteriana e no seu ADN[89] . Os fotossensibilizadores são seleccionados para terem uma afinidade específica com as membranas bacterianas, sem afetar a viabilidade das células hospedeiras

A eficácia da aPDT depende de vários factores: o tipo de fotossensibilizador ou corante, a sua concentração, o tipo de bactéria, a fonte de luz e os parâmetros de irradiação. Foram investigadas várias combinações de fontes de luz (laser de díodo a 630nm, 660nm e 670nm; laser de hélio: néon) e corantes (azul de metileno, cloreto de tolónio), que estão disponíveis comercialmente.

Reforço e esterilização da parede do canal radicular utilizando uma solução de prata e amónio e o laser

A solução de prata e amónio tem sido utilizada na iontoforese de canais radiculares infectados e na prevenção da cárie através da aplicação na cárie primária. O autor tentou um tratamento a laser utilizando vários lasers no canal radicular com o objetivo de esterilizar e fortalecer a parede do canal radicular, tendo obtido resultados úteis. As indicações para este tratamento não são explicadas aqui. Este tratamento é útil para aplicação na preparação de canais radiculares infectados. Os lasers de Nd: YAG pulsado, CO_2, díodo semicondutor e árgon são recomendados como dispositivos laser para este tratamento. Para evitar a fuga da solução de prata amoniacal a 38% para o interior dos canais radiculares, irradiou-se os canais com o laser Nd: YAG pulsado a 2 W e 20 pps durante 5 segundos; também se utilizou cloreto de sódio a 5,25% ou EDTA a 14%. Rooney et al relataram taxas de esterilização de 80% a 90%, enquanto outros relataram taxas de 60%, dependendo da condição dos canais radiculares, do tipo de dispositivo laser, dos parâmetros de aplicação e das técnicas.

Não existe nenhum relatório sobre as alterações morfológicas ou atómicas analíticas do efeito da solução Ag (NH3) 2F e do laser CO_2 nas paredes dos canais radiculares. **Eto, J.N., Niu, W. et al (1999)9[0]** no seu estudo sobre as alterações morfológicas e atómicas analíticas da dentina da parede do canal radicular, tratada com uma solução de fluoreto de prata diaminado a 38% [Ag(NH3)2F] e irradiada com laser de dióxido de carbono (CO_2) no modo de onda contínua avaliado in vitro.

Não existe nenhum relatório sobre as alterações morfológicas ou atómicas analíticas do efeito da solução de Ag (NH3) 2F e do laser CO_2 nas paredes dos canais radiculares. Os dentes do grupo 1 não foram tratados com solução de Ag (NH3) 2F nem com laser. O laser com os parâmetros de 1, 2 e 3 W irradiou os grupos 2, 3 e 4 durante 10 segundos, respetivamente. O grupo 5 foi tratado apenas com solução de Ag (NH3) 2F. Os outros 3 grupos foram tratados com solução de Ag (NH3) 2F e depois submetidos a laser pelo mesmo método que os grupos 2, 3 e 4.

Os resultados deste estudo mostraram que a smear layer e os detritos dos espécimes de controlo e dos espécimes submetidos a laser não foram completamente removidos, mas as áreas de carbonização da evaporação da smear layer e os túbulos dentinários abertos foram observados nos espécimes tratados com Ag (NH3) 2F e submetidos a laser a 1 W (grupo 6). Após a irradiação com laser, a quantidade de prata nas superfícies dos canais radiculares foi significativamente reduzida para aproximadamente um terço na medição do SEM-EDX (p < 0,01).

Estes resultados sugerem que o laser de CO2 é um método eficaz para remover ou fundir a smear layer das paredes dos canais radiculares após o tratamento com solução de Ag (NH3) 2F a 38%, se for selecionado um parâmetro adequado. Não existem relatos de penetração e dureza após a aplicação da solução de Ag (NH3) 2F juntamente com o laser ou a iontoforese.

Yokoyama, K., Matsumoto, K. et al (2000)[91] utilizaram SEM-EDX e o teste de dureza Vickers para comparar a penetração e a dureza da prata resultante da utilização de (i) laser Nd:YAG pulsado ou (ii) iontoforese, após a moldagem da parede do canal radicular utilizando o método padrão de revestimento com solução de 38% Ag (NH3) 2F. Dentes humanos extraídos de uma única raiz foram divididos aleatoriamente em três grupos. O Grupo 1 foi revestido com Ag (NH3) 2F, o Grupo 2 foi irradiado com um laser Nd: YAG após o revestimento com solução de Ag (NH3) 2F, e o Grupo 3 foi iontoforizado após o revestimento.

Os resultados mostraram que a iontoforese após o revestimento com solução de Ag (NH3) 2F (Grupo 3) resultou na maior e mais profunda penetração da prata na parede do canal radicular. Não houve diferença significativa entre os dentes dos Grupos 1 e 2. Para o teste de dureza, os resultados mostraram que os dentes do Grupo 2 (tratamento a laser) eram os mais duros. Os autores, portanto, propuseram que os canais radiculares devem ser tratados usando irradiação com um laser

Nd: YAG que foi revestido com solução de Ag (NH3) 2F e que este método fornece melhores resultados do que a iontoforese após o revestimento, ou revestimento sozinho.

5. CIRURGIA ENDODÔNTICA

A terapia endodôntica cirúrgica é o tratamento de escolha quando os dentes respondem mal ao tratamento convencional ou quando não podem ser tratados adequadamente por meios não cirúrgicos. O objetivo de toda a cirurgia endodôntica é eliminar a doença e evitar a sua recorrência. A opção cirúrgica deve ser considerada apenas quando não é possível obter um melhor resultado através de tratamento não cirúrgico.

A entrada de substâncias irritantes do sistema de canais radiculares nos tecidos periapicais é considerada a principal causa de insucesso após a apicoectomia e a obturação retrógrada. Presume-se que os irritantes penetram principalmente através de um espaço presente entre a obturação retrógrada e a dentina. Consequentemente, têm sido feitos muitos esforços para melhorar a adaptação do material de obturação retrógrada à dentina. A eficácia do selamento de vários materiais de obturação retrógrada, tais como amálgama, IRM, resinas compostas, cimentos de ionómero de vidro, super EBA e agregado de trióxido mineral, foi avaliada para encontrar o material ideal para este fim.

Uma segunda via possível para os irritantes invadirem os tecidos periapicais é através da dentina da superfície cortada da raiz após apicoectomia e obturação retrógrada. Foi demonstrado que a dentina das raízes ressecadas apicalmente é mais permeável aos fluidos do que a dentina das raízes não ressecadas. Há um grande número de túbulos dentinários expostos na superfície radicular cortada; a margem coronal de um bisel apical, perto da junção cementodentinária, tem aproximadamente 13.000 túbulos dentinários por milímetro quadrado.

O padrão desta fuga também foi investigado e foi sugerido que o ângulo no bisel da superfície da raiz deve ser mantido no mínimo e as obturações retrógradas da raiz devem estender-se até ao aspeto mais coronal do bisel. A importância do selamento e da cobertura do forame apical e das superfícies dentinárias expostas foi enfatizada.[92] Reduzir ou eliminar a permeabilidade da dentina apical ressecada parece ser vantajoso em procedimentos endodônticos apicais[93] . A penetração apical do corante foi reduzida usando material de ligação à dentina no preparo da extremidade da raiz e cobrindo o bisel.[94]

No entanto, a resposta dos tecidos periapicais a estes materiais e a longevidade da sua selagem eficaz no ambiente periapical ainda têm de ser determinadas.

Weichman e Johnson[95] , que tentaram selar o forame apical de dentes recém-extraídos, nos quais a polpa havia sido removida do canal radicular, foram os primeiros a utilizar lasers em endodontia. A energia do laser de alta potência (CO_2) foi utilizada para irradiar os ápices dos dentes.

A fusão do cemento e da dentina com a eventual formação de um "cap" que podia ser facilmente deslocado provou que o seu objetivo não foi alcançado.

Miserendino[96] aplicou energia laser de CO_2 nos ápices de dentes humanos recém-extraídos e demonstrou a recristalização da dentina radicular apical. A estrutura recristalizada era lisa e adequada para a colocação de material de preenchimento retrógrado. Ele sugeriu que a justificativa para o uso do laser na cirurgia endodôntica periapical deveria incluir o seguinte: melhoria da hemostasia e visualização simultânea do campo operatório, esterilização do ápice radicular contaminado, redução potencial da permeabilidade da dentina da superfície radicular, redução da dor pós-operatória e redução do risco de contaminação do sítio cirúrgico, eliminando o uso de peças de mão de turbina de ar produtoras de aerossol para apicoectomia. Apesar do seu potencial para reduzir a permeabilidade da dentina, as conclusões de um estudo *in vivo* foram que a utilização do laser de CO_2 na cirurgia apical em cães não melhorou a taxa de sucesso após a cirurgia.[97,98] Um estudo prospetivo de dois preparos endodônticos apicais retrógrados com e sem laser de CO2, no qual foram avaliados 320 casos, não demonstrou que o laser de CO2 melhorou o processo de cicatrização

Estudos in vitro utilizando o laser Nd:YAG mostraram uma redução na penetração de corantes ou bactérias através de raízes ressecadas[99]. Sugeriu-se que a redução da permeabilidade nos espécimes com laser era provavelmente o resultado de alterações estruturais na dentina após a aplicação do laser. Embora o exame SEM mostrasse a fusão, solidificação e recristalização do tecido duro, as alterações estruturais não eram uniformes e as áreas fundidas apareciam ligadas por áreas que se pareciam com as dos espécimes sem laseamento. Postulou-se que esta era a razão pela qual a permeabilidade da dentina foi reduzida, mas não completamente impedida. É razoável assumir que as superfícies homogeneamente vidradas seriam menos permeáveis do que as parcialmente vidradas.

A principal contribuição da tecnologia laser para a endodontia cirúrgica (apicoectomia, etc.) é a conversão da estrutura apical de dentina e cemento numa área uniformemente vidrada que não permite a saída de microrganismos através dos túbulos dentinários e outras aberturas no ápice do dente. A hemostasia e a esterilização do ápice da raiz contaminada também têm uma contribuição significativa.

5. OUTRAS UTILIZAÇÕES DOS LASERS

Remoção de dentículos calcificados:

Um laser de corante pulsado, emitido a 540nm, foi utilizado para a remoção de um dente calcificado, e a avaliação por MEV mostrou uma superfície nítida na base do cálculo pulpar após a remoção.

Esterilize os instrumentos dentários:

Os lasers (Ar, CO_2, Nd:YAG) têm sido utilizados com sucesso para esterilizar instrumentos dentários. Os resultados indicam que todos os três lasers são capazes de esterilizar instrumentos dentários seleccionados, no entanto, o laser de árgon foi capaz de o fazer de forma consistente, ao nível de energia mais baixo de 1W durante 2 min. Antes de aplicar este conhecimento à situação clínica, é necessário desenvolver um sistema de irradiação adequado.

Fechamento de foramina apical de canais radiculares por laser

Se os forames apicais dos canais radiculares forem completamente fechados temporariamente por feixes de laser, o tratamento endodôntico é alterado de forma surpreendente. **Anic et al tentaram** este método, mas nenhum investigador resolveu todos os problemas envolvidos na sua aplicação. O autor continuará a investigar a aplicação desta técnica. Estudos preliminares realizados pelo autor revelaram que o fecho de pequenos forames apicais era possível utilizando o laser Nd: YAG pulsado. No entanto, ao combinar resina composta fotopolimerizável e laser de árgon ou ao combinar pontos de guta-percha seccionados e um laser de Nd: YAG pulsado, o autor verificou que era relativamente fácil fechar o canal radicular apical.

Tratamento a laser sob um estereomicroscópio e um fibroscópio

O tratamento com laser sob um fibroscópio é efectuado há já algum tempo na cirurgia do estômago. No domínio da endodontia, os tratamentos com um estereomicroscópio foram postos em prática no Japão e nos Estados Unidos. O tratamento a laser com um fibroscópio também está a ser desenvolvido e é provável que seja posto em prática em breve. Combinando estes instrumentos, é fácil obter a parede do canal radicular, o selamento apical, a ponte de dentina e o tamanho e localização das perfurações utilizando este método. O laser Nd: YAG pulsado é utilizado para estes fins

Prevenção de fracturas dentárias através de laser

Embora tenham sido propostas técnicas de reparação de fracturas radiculares, o prognóstico é geralmente mau. Se a fusão de uma fratura radicular por laser for possível, oferecerá uma alternativa à extração. Os dentes sem polpa têm tendência para fraturar. Muitos dentistas deparam-se com pelo menos um caso em que são obrigados a extrair um dente devido a fratura, apesar de terem terminado o tratamento endodôntico. Para evitar estes casos, estão a ser desenvolvidas novas técnicas de laser. Os dentes tratados com solução de prata e amónio a 38% tornaram-se difíceis de fraturar. Os dentes sem polpa são indicados para este tratamento. Os lasers pulsados de Nd: YAG, CO_2 e árgon podem ser utilizados para este tratamento. A irradiação do laser é realizada em combinação com a solução de prata e amónio a 38% até que a superfície do dente fique prateada e espelhada, sob arrefecimento a 2 ou 3 W e durante cerca de 20 segundos.

A utilização de um feixe de laser de neodímio: ítrio-alumínio-garnet para selar linhas de fratura radicular verticais com pasta de fosfato tricálcico representa um tratamento alternativo para dentes fissurados com resultados clínicos notáveis.

Levy, G.C., Koubi, G.F.(1993)[100] estudou a permeabilidade dos cristais fundidos de hidroxiapatite na dentina de uma raiz fissurada depois de as linhas de fissura terem sido preenchidas com uma preparação de fosfato tricálcico fundido por um feixe de laser de neodímio: ítrio-alumínio-garnet. A morfologia das fissuras seladas foi analisada num microscópio eletrónico de varrimento que mostrou uma fusão profunda do fosfato tricálcico ao longo das linhas de fissura.

Arakawa, S., Cobb, C.M., et al (1996)[101] no seu estudo in vitro utilizaram a microscopia eletrónica de varrimento e a microscopia de luz polarizada para avaliar a viabilidade da utilização do laser CO_2 ou de um laser Nd: YAG em combinação com o arrefecimento da superfície ar/água para efetuar a fusão de raízes dentárias fracturadas. O tratamento com laser consistiu em várias passagens ao longo da linha de fratura, que foi inspeccionada com um microscópio de dissecação após cada passagem, até que surgisse uma indicação visual de fusão ou de danos irreparáveis. A avaliação por microscopia eletrónica de varrimento das linhas tratadas revelou fissuras e fendas induzidas pelo calor, áreas de fusão e re-solidificação do cemento, formação de crateras e separação do cemento da dentina subjacente. Os autores concluíram que, em nenhum caso, independentemente da técnica de reaproximação, do tipo de laser, da energia e de outros parâmetros, o tratamento teve como efeito a fusão das metades das raízes fracturadas.

Lin, C.P., Lin, F.H., et al (2000)[102] tentaram utilizar uma pasta de vidro DP-bioactiva desenvolvida para fundir ou colmatar a linha de fissuras dentárias através de um laser de CO2 de onda contínua de energia média. O seu estudo dividiu-se em três partes: (1) As alterações na composição e estrutura do esmalte e da dentina após o tratamento com laser; (2) A transformação de fase e a recristalização da pasta bioactiva DP durante a exposição ao laser de CO_2 ; (3) As interacções térmicas e o mecanismo de ponte entre a pasta de vidro bioactiva DP e o esmalte/dentina quando sujeitos ao laser de CO2. Examinaram as alterações da pasta de vidro bioativo DP exposta a laser através de difratómetro de raios X (XRD), espetroscopia de infravermelhos com transformada de Fourier (FTIR), análise térmica diferencial/análise termogravimétrica (DTA/TGA) e microscopia eletrónica de varrimento

(SEM).

A partir do estudo, descobriram que o aumento de temperatura devido à irradiação laser era superior a 900 graus C e que a pasta de vidro DP-bioactiva podia ser fundida num curto período de tempo após a irradiação. No estudo, desenvolveram com sucesso uma pasta de vidro DP-bioactiva, que podia formar um vidro fundido em segundos após exposição a um laser CO_2 de onda contínua de densidade de energia média. A pasta será utilizada num futuro próximo para colmatar a fissura da superfície do esmalte ou da dentina pelo laser de CO2 de onda contínua.

Lin, C.P., Lee, B.S. et al (2001)[103] tentaram utilizar lasers para fundir um vidro bioativo de baixo ponto de fusão à dentina fracturada. O presente relatório centra-se nas alterações de fase, composição e morfologia observadas através de difratómetro de raios X, espetroscopia de infravermelhos com transformada de Fourier e espetroscopia de raios X com energia depressiva por microscopia eletrónica de varrimento na dentina humana após exposição ao laser Nd: YAG. As energias de irradiação foram de 150 mJ/pulso-10 pps-4 s a 150 mJ/pulso-30 pps-4 s. Com base nos resultados, a energia de irradiação do laser de Nd: YAG utilizado para fundir um vidro bioativo de baixo ponto de fusão à dentina é de 150 mJ/pulso-10 pps-4 s.

Prevenção da microinfiltração da obturação retrógrada do canal radicular

A microinfiltração das obturações retrógradas dos canais

radiculares é uma das causas de insucesso das apicoectomias. Apesar de se recomendar a melhoria dos selantes dos canais, das técnicas de obturação dos canais radiculares e da aplicação de pasta de hidróxido de cálcio como medicação dos canais radiculares para evitar a microinfiltração, ainda não existe um método ideal. O autor e colaboradores têm vindo a estudar formas de resolver estes problemas utilizando lasers, tendo sido confirmada in vitro uma diminuição da microinfiltração na apicoectomia. O fecho dos túbulos dentinários expostos na superfície de corte na extremidade da raiz foi observado por microscopia eletrónica de varrimento. Os lasers pulsados de Nd: YAG e CO_2 são recomendados a 1 a 2 W sob refrigeração a ar em combinação com solução de amónio com prata a 38%. A cavidade da extremidade da raiz deve ser preenchida com cimento ou resina após uma limpeza completa.

A aplicação do laser de Nd: YAG na superfície dentária pode alterar a sua permeabilidade superficial. O objetivo de um estudo realizado por **Stabholz, A., Khayat, A., et al (1992)**[104] foi investigar os efeitos do laser de Nd: YAG na permeabilidade da dentina após apicoectomia e retropreenchimento. A quantidade de penetração do corante foi significativamente menor nas raízes com lascamento do que nas raízes sem lascamento ($p < 0,05$). Com base nos seus resultados, parece que a aplicação do laser de Nd: YAG reduz a permeabilidade das raízes ressecadas.

Foi efectuado um estudo in vitro para comparar as vedações apicais obtidas utilizando obturações de amálgama retrógradas ou o laser Nd: YAG por **Wong, W.S., Rosenberg, P.A., et al (1994)**[105] . Concluíram que não foi encontrada nenhuma diferença estatisticamente significativa na fuga bacteriana entre o grupo tratado com laser e o grupo da amálgama retrógrada. A vedação do ápice radicular durante a cirurgia apical é importante para um resultado bem-sucedido. O efeito da irradiação com excimer laser XeCl-308 nm na fusão e selamento da hidroxiapatite no ápice radicular foi testado em dentes humanos extraídos por **Mor, C., Stabholz, A., et al (1995)**[10] 6.

Vinte e quatro raízes de pré-molares intactos de raiz única foram instrumentadas com lima K tamanho 30 no ápice, deixando um forame apical patente. O ápice de cada dente foi coberto com uma pasta recém preparada de pó de hidroxiapatita misturado com soro fisiológico. As amostras foram então divididas em dois grupos. Em 12 dentes, a área apical foi irradiada com excimer laser XeCl-308 nm a uma fluência de 0,7 J/cm2 durante 5 s com uma taxa de repetição de impulsos de 25 Hz e um tamanho de ponto de 0,13 cm2 imediatamente após a aplicação da hidroxiapatite.

Nos outros 12 dentes, não foi efectuado qualquer tratamento com laser após a aplicação da hidroxiapatite. As raízes foram montadas num modelo para a deteção da fuga radicular de peróxido de hidrogénio. Os resultados mostraram que a diferença entre os grupos não foi estatisticamente significativa. Não foi relatado nenhum efeito do laser na fuga apical após o tratamento com laser e a obturação.

Yamazaki, R., Goya, C., Tomita, Y. (1999)[107] realizaram um estudo para comparar o grau de fuga apical após tratamento com laser e obturação com o grau de fuga sem tratamento com laser, e para avaliar a eficácia da irradiação com laser de árgon na remoção de detritos e smear layer das paredes dos canais radiculares preparados in vitro.

O laser de árgon, com um comprimento de onda de 470 nm e uma potência de 0,3 W, foi irradiado no batente apical durante 1, 2 ou 3 segundos, em modo contínuo. O grau de fuga apical após o tratamento com laser e a obturação foi reduzido em comparação com o controlo (dentes não obturados), mas não significativamente ($p > 0,05$). No entanto, os detritos e a smear layer nos grupos tratados com laser foram removidos do batente apical mesmo com baixa densidade de energia. Estes resultados sugerem que a fuga apical após o tratamento com laser de árgon não é reduzida significativamente, mas que o laser de árgon é útil para remover detritos e smear layer dos canais radiculares.

A eficácia da irradiação com excimer laser XeCl na redução da penetração do corante através dos túbulos dentinários coronários humanos foi estudada por **Stabholz, A., Rotstein, L. 1995**. Os dentes foram irradiados com o excimer laser XeCl 308-nm a uma fluência de 0,7 J/cm2 para formar uma área elíptica. Os resultados mostraram que a média das áreas totais (mm2) medidas nos espécimes com lase eram significativamente menores do que as dos controlos (dentes sem lase).

Tratamento a laser de lesões periapicais do trato sinusal

Embora os tractos sinusais possam quase sempre ser encerrados através do tratamento endodôntico padrão, alguns casos requerem um tratamento especial. Para estes casos, são utilizadas algumas técnicas especiais para acelerar a cicatrização da ferida. A terapia laser é recomendada para estas ocasiões. Os casos em que a apicoectomia ou a curetagem periapical não podem ser efectuadas ou em que o tratamento endodôntico padrão não pode ser realizado devido a um poste profundo no canal radicular são indicações para este tratamento. Este tratamento pode ser efectuado para acelerar a cicatrização de feridas em combinação com tratamento endodôntico ou cirúrgico. O laser Nd: YAG pulsado e o laser CO_2 são recomendados para estes tratamentos. Para o laser de Nd: YAG pulsado, os parâmetros recomendados são 2 W e 20 pps e a ponta da fibra deve ser inserida no trato e arrastada lentamente desde o ápice da raiz até à saída através do trato sinusal. Este tratamento é geralmente efectuado três ou quatro vezes durante uma consulta. Quando se utiliza o laser de CO2, a saída da drenagem deve ser ablacionada o mais profundamente possível a 1 ou 2 W e sob arrefecimento a ar ou anestesia local. Os tratamentos a laser acima referidos são efectuados uma ou duas vezes por semana até ao desaparecimento do trato sinusal.

Secagem do canal radicular por laser

Os lasers de infravermelhos têm sido utilizados para o desbridamento e esterilização de tecidos moles e duros. Um estudo laboratorial realizado por **Walsh, L.T e Walsh, L.J(2000)**[108] . examinou a viabilidade da utilização de radiação laser infravermelha pulsada para remover a humidade dos canais radiculares (com um efeito esterilizador adjunto). Com o laser de CO2, os impulsos de longa duração foram eficazes na desidratação dos canais, mas provocaram alterações térmicas prejudiciais, tanto localmente no interior do canal como na superfície da raiz. Com o tratamento com laser Nd: YAG, ocorreram grandes aumentos de temperatura na superfície da raiz, mesmo com potências baixas e frequências de impulsos baixas, e foram necessários tempos prolongados para a desidratação. Com potências e frequências de impulsos mais elevadas, foi possível obter uma desidratação completa em menos de 60 segundos, mas as temperaturas na superfície da raiz aumentaram cerca de 25 graus e a dentina radicular foi danificada pela produção de plasma.

A desidratação dos canais radiculares não pode ser conseguida de forma segura com estes dois lasers infravermelhos, e ocorreriam danos tanto na dentina radicular como no ligamento periodontal se estas técnicas fossem aplicadas clinicamente. Devem ser investigados métodos alternativos, que não exerçam efeitos térmicos significativos.

Efeito do laser nos sintomas pós-operatórios

Os efeitos da irradiação com laser Nd: YAG pulsado para o tratamento de canais radiculares imediatamente após pulpectomia e moldagem no que diz respeito à melhoria dos sintomas foram avaliados clinicamente por **Koba, K., Kimura, Y., Matsumoto, K. et al (1999)[109]** . Após a extirpação da polpa e moldagem usando uma técnica step-back e limpeza com hipoclorito de sódio a 5% (NaOCl) e peróxido de hidrogénio a 3% (H_2O_2), foi aplicada irradiação laser a 1 W e 15 pps durante 1 segundo em 23 dentes (grupo tratado com laser). Os canais radiculares foram então obturados. Os dentes de controlo foram tratados da mesma forma, mas sem irradiação laser. A ocorrência de dor espontânea foi registada 1 dia após o tratamento e a ocorrência de dor por percussão foi registada 1, 2 e 3 semanas após o tratamento.

RESULTADOS: o rácio efetivo, que era a relação entre o número de dentes "nenhuns" e o número total de dentes no grupo tratado com laser, foi superior ao do grupo de controlo, mas não houve diferença significativa entre os dois grupos no que diz respeito à dor espontânea e à dor por percussão (p > 0,05). Estes resultados sugerem que a aplicação clínica do laser de Nd: YAG pulsado pode ser vantajosa para o tratamento de uma visita aos canais radiculares imediatamente após a moldagem da pulpectomia e para reduzir a dor pós-operatória.

Koba, K., Kimura, Y., Matsumoto, K., et al (1999)[109] , num estudo que examinou os sintomas pós-operatórios e a cicatrização após tratamento endodôntico em pacientes diagnosticados com periodontite apical crónica. O terminal do canal foi irradiado com laser Nd: YAG pulsado (1 W, 15 pps, 1 s), antes da realização do procedimento de obturação. A dor à percussão foi significativamente menor (P < 0,05) no grupo tratado com laser, tanto uma semana como três meses após o tratamento. Estes resultados sugerem que a aplicação clínica do laser de Nd: YAG pulsado pode ser vantajosa para o tratamento de canais radiculares infectados.

Varredura e irrigação de canais radiculares em combinação com irrigadores e lasers

Alguns dispositivos laser produzem efeitos de cavitação nos canais radiculares de uma forma semelhante à do irrigador ultrassónico. Atualmente, o efeito é mais fraco do que o da irrigação ultra-sónica. É provável que esta técnica laser venha a ser melhorada no futuro. Os canais radiculares rectos e ligeiramente curvos, bem como os canais radiculares largos, são indicações para este tratamento. O laser Nd: YAG pulsado, o laser Er: YAG e o laser Er, Cr: YSGG pulsado são recomendados, mas a fibra do laser ainda requer uma ligeira melhoria. A irradiação laser não é efectuada apenas com o laser, deve ser utilizada uma solução como cloreto de sódio a 5,25% ou ácido etilenodiaminotetracético (EDTA) a 14%. Normalmente, é utilizada uma potência de 2 a 5 W durante cerca de 2 minutos

Obturação de canais radiculares com guta-percha ou resina e laser

Pensa-se que a guta-percha pode ser derretida pela energia térmica do laser. Anic e Matsumoto tentaram investigar se é possível efetuar a limagem do canal radicular utilizando segmentos de guta-percha seccionados e um laser Nd: YAG pulsado. Foi demonstrado que isto era possível através do método de condensação vertical, mas a técnica exigia demasiado tempo. Atualmente, esta técnica não é prática. Embora exista na literatura um método que combina um laser de árgon e uma resina fotopolimerizável, a aplicação adequada deste método requer mais investigação.

Remoção de materiais de selagem temporária de cavidades, materiais de selagem de canais radiculares e instrumentos fracturados em canais radiculares

Têm sido utilizados vários métodos para remover materiais de selamento temporário de cavidades, materiais de selamento de canais radiculares e instrumentos de fratura nos canais radiculares, mas não existem métodos ideais. Os lasers estão a ser brevemente aplicados para estes fins. De acordo com os resultados experimentais, foi fácil remover materiais de selamento cavitário temporário feitos de óxido de zinco, eugenol ou guta-percha com lasers Nd: YAG e Er: YAG pulsados; e alargadores ou limas fracturados em canais radiculares ligeiramente curvos e largos. Em canais radiculares finos e fortemente curvos, no entanto, houve muitos casos em que as pontas do laser perfuraram a parede do canal radicular. O estudo realizado por **Yu, D.G., Kimura, Y., Tomita, Y., et al (2000)**[110] teve como objetivo investigar a capacidade de remoção de materiais de obturação ou limas partidas dos canais radiculares com irradiação pulsada de laser Nd:YAG em três parâmetros, e avaliar o aumento da temperatura nas superfícies radiculares e as alterações morfológicas das paredes dos canais radiculares in vitro. Os resultados mostraram que em mais de 70% dos dentes, os materiais obturados foram completamente removidos pelo laser, e em mais de 55% dos dentes, as limas quebradas foram removidas com sucesso. Os aumentos de temperatura variando de 17 a 27 graus C foram medidos de 6 a 11 vezes repetidas. Estes resultados demonstraram que a irradiação com laser de Nd: YAG pulsado tem a capacidade de remover os materiais obturados nos canais radiculares e é útil para remover as limas partidas nos mesmos, se for efectuada a contra-medida de redução do aumento da temperatura.

Laser no tratamento de cáries radiculares

Com o envelhecimento da população e o problema endémico da recessão gengival, os pacientes sofrerão inevitavelmente de uma maior exposição das superfícies radiculares e, por conseguinte, terão maior probabilidade de desenvolver cáries radiculares. O tratamento da cárie radicular é muitas vezes frustrante. Os biomateriais tradicionais utilizados para a restauração de cáries de esmalte têm sido pouco satisfatórios quando as margens de uma cavidade são adjacentes ao cemento. Embora os géis de flúor tópicos, pastas dentífricas e enxaguamentos tenham sido utilizados para prevenir ou inibir o desenvolvimento de cáries radiculares, existe um problema de acesso às superfícies proximais. Consequentemente, o desenvolvimento de melhores métodos para facilitar a prevenção da cárie radicular tornou-se uma questão importante na medicina dentária. Lee, C.Q., Lemire, D.H., Cobb, C.M. defendem o uso da irradiação laser de CO_2 no cemento da raiz do dente.

CAPÍTULO 11 : PERIGOS, REGULAMENTAÇÃO E SEGURANÇA DO LASER UTILIZADO EM MEDICINA DENTÁRIA

A segurança do laser é uma questão que não se limita apenas à execução do tratamento no consultório dentário, mas que também abrange a inter-relação entre os prestadores de cuidados de saúde, as instituições de ensino, o governo e o sector comercial. A utilização segura e adequada dos lasers no campo da medicina dentária requer os esforços conscientes e cooperativos de todos os grupos acima mencionados para ser eficaz. A responsabilidade pela aplicação segura dos lasers em medicina dentária é, portanto, partilhada por todos os interessados: dentista, educador, fabricante e cientista. Cada um tem um papel a desempenhar desde a conceção e desenvolvimento até à aplicação prática.

Antes de qualquer aplicação clínica ou de investigação de lasers, os clínicos e investigadores devem participar num programa formal e abrangénte de formação em laser ministrado por instrutores qualificados e experientes, para garantir a sua segurança e a segurança do pessoal e dos doentes. A formação em segurança do laser deve ser considerada um componente essencial da instrução básica sobre laser e um pré-requisito para qualquer aplicação na clínica dentária ou em instalações de investigação.

A medicina dentária é única no sector dos cuidados de saúde, na medida em que a maioria dos dentistas trabalha a título individual em consultórios privados. Na maior parte dos casos, a sua utilização de lasers não é monitorizada. Em contraste, na comunidade médica, a utilização de lasers é controlada de forma mais rigorosa por comissões de revisão institucional e comissões hospitalares de privilégios cirúrgicos.

CLASSIFICAÇÃO E IDENTIFICAÇÃO DOS PERIGOS

QUADRO 7 - Classificação dos perigos dos lasers de acordo com as normas ANSI e OSHA:

CLASS	DESCRIPTION
I	Low-powered lasers that are safe to view
II a	Low-powered visible lasers that are hazardous only when viewed directly for longer than 1,000 sec
II	Low-powered visible lasers that are hazardous when viewed for longer than 0.25 sec
III a	Medium-powered lasers or systems that are normally not hazardous if viewed for less than o.25 sec without magnifying optics
III b	Medium-powered lasers (0.5 W maximum) that can be hazardous if viewed directly
IV	High-powered lasers (>0.5 W) that produce ocular, skin, and fire hazards

De acordo com o sistema de classificação **CDRH** e **ANSI**, os lasers da Classe IV são definidos como os dispositivos que representam um perigo biológico por reflexão direta ou difusa. Geralmente, qualquer laser capaz de emitir uma potência superior a 500 mw de ondas contínuas pertence a esta classe. Os tipos de perigos que podem ser encontrados na prática clínica da medicina dentária podem ser agrupados da seguinte forma:

1. Lesões oculares

2. Danos nos tecidos

3. Riscos respiratórios

4. Incêndio e explosão

5. Choque elétrico

RISCOS OCULARES:

As potenciais lesões oculares podem ocorrer quer por emissão direta do laser, quer por reflexão de uma superfície especular (semelhante a um espelho). Os instrumentos dentários são capazes de produzir reflexos que podem resultar em danos nos tecidos, tanto do operador como do doente. Foi recomendada a utilização de instrumentos carbonizados ou não reflectores durante o tratamento com laser. O local da lesão depende diretamente da absorção preferencial de vários comprimentos de onda por estruturas específicas do olho.

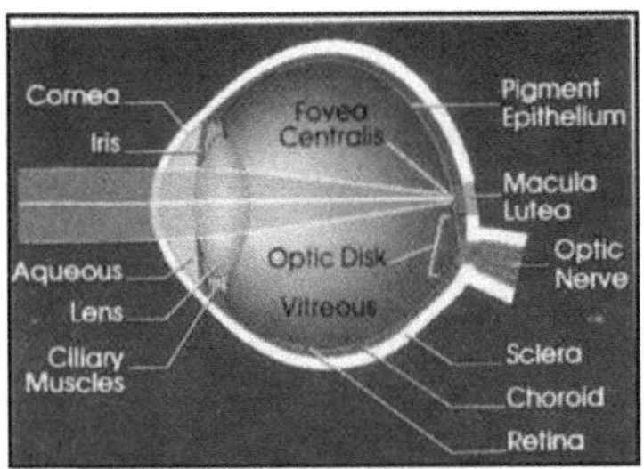

A principal lesão ocular que pode resultar de um acidente com laser é uma queimadura da retina ou da córnea com emissões nas regiões espectrais do visível **(VIS- 400 a 780 nm)** e do infravermelho próximo **(NIR- 780 a 1400 nm).**

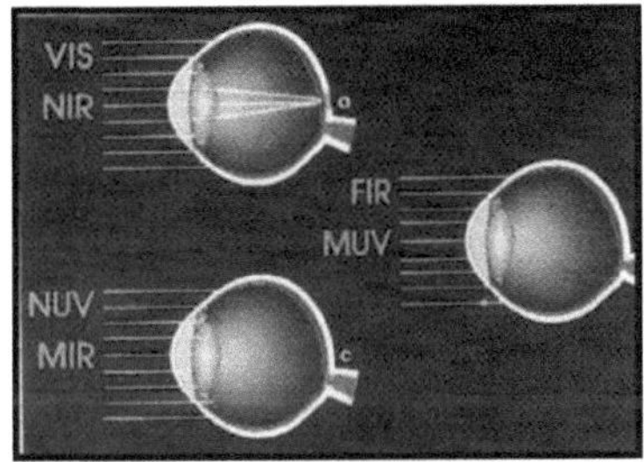

Podem ocorrer outras lesões oculares potenciais provocadas por vários comprimentos de onda. Podem ocorrer danos na esclerótica ou na superfície da córnea devido à exposição a energia radiante nas gamas espectrais do ultravioleta distante **(FUV < 300 nm)** e do infravermelho distante **(FIR > 7000 nm).**

É mais provável que **as cataratas resultem** da exposição a radiações de comprimento de onda entre 300 e 400 nm (ultravioleta próximo), através da absorção do cristalino e da córnea, bem como de potenciais lesões da esclerótica ou do humor aquoso.

RISCOS PARA OS TECIDOS:

Os danos induzidos pelo laser na pele e noutros tecidos não alvo podem resultar da interação térmica da energia radiante com as proteínas dos tecidos. Uma elevação da temperatura de 210C acima da temperatura normal do corpo (370C) pode provocar a destruição das células através da desnaturação das enzimas celulares e das proteínas estruturais, o que interrompe os processos básicos. Além disso, as exposições de duração igual ou superior a 1 segundo podem interferir com a perfusão vascular, agravando assim os problemas associados à difusão térmica da energia térmica nos tecidos.

Pensa-se que outras interacções **não térmicas com os tecidos** induzem lesões através de mecanismos fotoquímicos e fotoacústicos. É mais provável que estes tipos de interação ocorram com impulsos únicos ou repetitivos de muito curta duração (menos de 10 µsec). A interação não térmica tem sido associada à exposição a radiações no espetro ultravioleta, como as dos lasers de excímero.

Os termos **fotodisrupção** e **fotoplasmólise** descrevem o tipo de interacções tecidulares que podem ocorrer em consequência da irradiação de alta intensidade com impulsos laser ultra-curtos na ordem dos nanossegundos e picossegundos.

RISCOS AMBIENTAIS/RISCOS RESPIRATÓRIOS:

Outra classe de riscos envolve a inalação potencial de materiais biológicos perigosos transportados pelo ar que podem ser libertados em resultado da aplicação cirúrgica de lasers. Estes perigos secundários pertencem a um grupo de potenciais perigos do laser, por vezes referidos como **perigos não relacionados com o** feixe, uma vez que não dizem respeito a lesões resultantes da exposição direta ao feixe laser. Os contaminantes inalados pelo ar podem ser emitidos sob a forma de fumo ou pluma gerados pela interação térmica dos lasers cirúrgicos com os tecidos ou pela fuga acidental de químicos e gases tóxicos do próprio laser. Embora a maioria dos lasers cirúrgicos utilizados em medicina dentária sejam capazes de gerar fumo até certo ponto, os gases e químicos tóxicos são um perigo mais comum nas instalações e laboratórios de investigação dentária. Os lasers Excimer, por exemplo, contêm gases inertes (árgon, crípton ou xénon) misturados com gases tóxicos, como o flúor ou o cloreto de hidrogénio, como meio ativo.

A geração de fumo ou de plumas de laser durante a cirurgia pode constituir um perigo para o pessoal cirúrgico e para os doentes. Verificou-se que a inalação de matérias tóxicas ou infecciosas sob a forma de aerossóis e partículas é potencialmente prejudicial para o sistema respiratório após uma exposição a longo e a curto prazo.

Durante a ablação ou incisão de tecidos moles orais, os produtos celulares são vaporizados devido ao rápido aquecimento dos componentes líquidos do tecido. No processo, fragmentos extremamente pequenos de elementos de tecido carbonizados, parcialmente carbonizados e relativamente intactos são violentamente projectados para a área, criando contaminantes transportados pelo ar que são observados clinicamente como fumo ou o que é normalmente designado por pluma de laser. A inalação de material específico deste tipo foi identificada como perigosa para os doentes e para o pessoal do bloco operatório.

A produção de fumo durante a cirurgia a laser resulta da desidratação dos tecidos e do aquecimento da matéria sólida residual a temperaturas suficientes para a combustão. Neste processo, o oxigénio presente no ar ambiente combina-se com os elementos dos tecidos para formar uma variedade de subprodutos, muitos dos quais são perigosos do ponto de vista biológico.

TABELA 8 - Substâncias químicas encontradas na pluma de laser após a vaporização de tecidos moles:

Laser plume chemicals	
Water	Carbon dioxide
Formaldehyde	Benzene
Acrolein	Methane
Cyanates	Acetone
Cyclohexane	Toluene
Fatty acid esters	Alkane
Xylene	Acetaldehyde

PROTECÇÃO → O equipamento de evacuação de fumos cirúrgicos é normalmente utilizado no bloco operatório para controlar as emissões de partículas durante a cirurgia a laser.

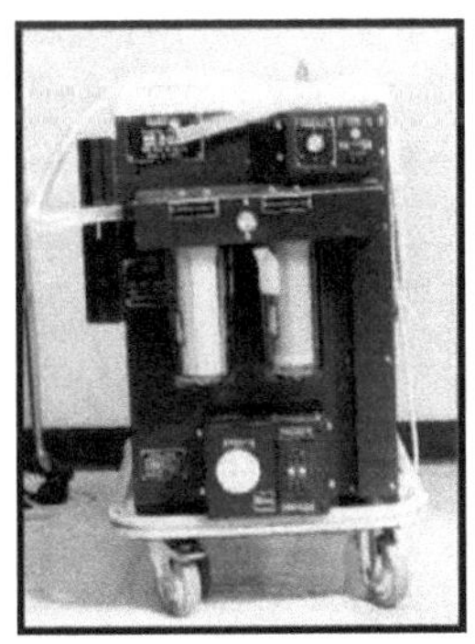

A maioria destes dispositivos filtra e recircula o ar através da recolha da pluma por um bocal ligado ao aparelho de filtragem. Recomenda-se que o bocal de recolha seja colocado a não mais de 5 cm do local da cirurgia e que a taxa de evacuação seja superior a 40 pés cúbicos por minuto.

O sistema de evacuação deve ser capaz de remover partículas tão pequenas como 0,3 um com uma eficiência de pelo menos 80%.

O pessoal cirúrgico deve usar uma máscara que remova partículas tão pequenas como 0,3 um (a máscara convencional é capaz de filtrar partículas até 5 um de tamanho)

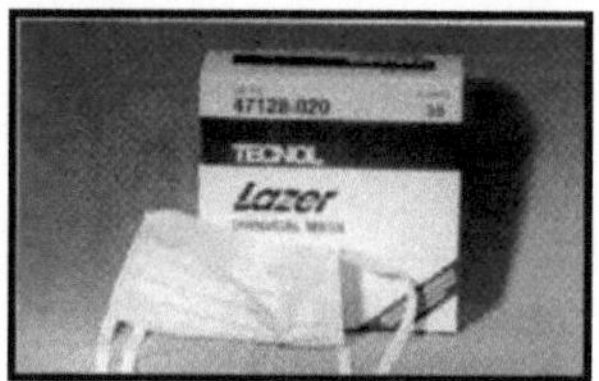

Os maiores produtores de fumo são os lasers de dióxido de carbono e de érbio, seguidos do laser de Nd:YAG. O dióxido de carbono e o Er:YAG têm coeficientes de absorção elevados devido ao elevado teor de água do tecido oral. O Nd:YAG é mais absorvido pelos elementos de tecido pigmentado.

RISCOS DE COMBUSTÃO/PERIGOS DE INCÊNDIO E EXPLOSÃO:

Na presença de materiais inflamáveis, o laser pode representar outros perigos significativos. Os sólidos, líquidos e gases inflamáveis, utilizados no contexto cirúrgico, podem inflamar-se facilmente se forem expostos ao raio laser. Por conseguinte, recomenda-se a utilização de materiais resistentes a chamas e outras precauções.

Solids	Liquids	Gases
Clothing	Ethanol	Oxygen
Paper products	Acetone	Nitrous oxide
Plastics	Methylmethacrylate	General anesthetics
Waxes and resins	Solvents	Aromatic vapors

PROTECÇÃO → Recomenda-se, portanto, a utilização de materiais resistentes às chamas e outras precauções.

Em vez do tubo de intubação normal de PVC (cloreto de polivinilo), deve ser utilizado um tubo de borracha vermelha ou de silicone e o tubo pode ser envolvido com fita de alumínio de 1/3 a ½ polegada.

Desta forma, se o feixe atingir o tubo, será refletido e não o penetrará nem se inflamará.

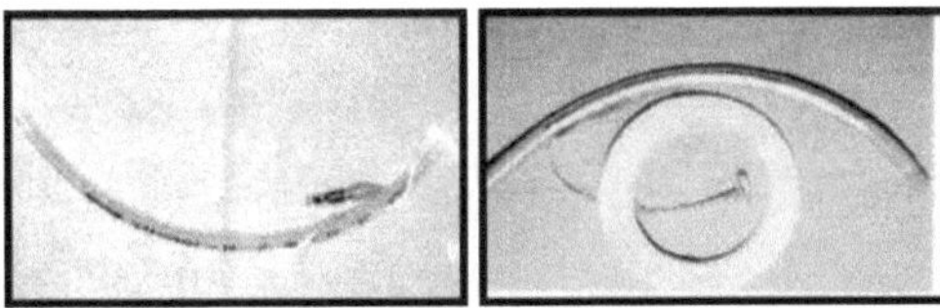

RISCOS ELÉCTRICOS:

Os perigos eléctricos dos lasers podem ser agrupados em perigos de choque elétrico, perigos de incêndio elétrico ou perigos de explosão. As partículas de fabrico seguro oferecem, na sua maioria, uma proteção adequada contra estes riscos nos sistemas laser dentários. Os circuitos isolados, a blindagem, a ligação à terra e o invólucro dos componentes eléctricos de alta tensão proporcionam, na maioria das circunstâncias, uma proteção adequada contra lesões eléctricas. A instalação e a manutenção do equipamento laser devem ser sempre efectuadas por pessoal qualificado, de acordo com as normas de segurança estabelecidas. O médico nunca deve tentar reparar ou remover os painéis de segurança do laser, uma vez que foram registados vários casos de morte por eletrocussão durante a manutenção do sistema elétrico do laser.

II. MEDIDAS DE CONTROLO DO RISCO DE LASER

De acordo com as orientações da OSHA para a segurança dos lasers e a avaliação dos perigos (OSHA 1991) e a norma ANSI Z 136 3 para a utilização segura de lasers em instalações de cuidados de saúde, são necessárias medidas de controlo para reduzir a possibilidade de exposição indesejada dos doentes e do pessoal à radiação laser no contexto clínico médico e dentário. Foram identificadas quatro categorias de medidas de controlo nas normas que têm relevância no ambiente do laser dentário. Estas incluem

1) . Controlos ambientais

2) Equipamento de proteção individual

3) Controlos administrativos e processuais

4) Controlos de engenharia

1. MEDIDAS DE CONTROLO AMBIENTAL:

Inclui
(1) Área de controlo do tratamento a laser

(2) Medidas contra incêndios e eléctricas.

A avaliação dos riscos ambientais envolve uma avaliação de três aspectos **primários** da área de tratamento com laser para estabelecer medidas de controlo adequadas para a aplicação específica. Estes incluem

(1) O ambiente físico em que o laser é utilizado.

(2) O potencial de lesão atribuído à exposição direta da saída do feixe laser e do mecanismo de entrega.

(3) O nível de formação e de conhecimento da segurança do laser das pessoas que podem utilizar ou ser expostas ao raio laser.

As considerações **secundárias** podem incluir a potencial exposição a contaminantes transportados pelo ar, incêndios e riscos eléctricos e de explosão nas proximidades do laser.

ÁREA DE CONTROLO DO TRATAMENTO A LASER:

Definido nas normas **ANSI Z 136.3** e **OSHA** no conceito de **zona de perigo nominal (NHZ),** que é descrito como o espaço ou área em que o nível de radiação direta, reflectida ou dispersa excede o MPE para um determinado sistema laser. O cálculo da NHZ para sistemas laser específicos envolve considerações como

a. Potência de saída do laser

b. Diâmetro e divergência do feixe

c. Taxa de repetição de impulsos

d. Comprimento de onda de emissão

e .Duração da exposição

O objetivo da avaliação da NHZ é definir a região em que são necessárias medidas de controlo na prática dentária geral; no entanto, esta região pode ser definida como ou confinada à sala de tratamento dentário, desde que o acesso seja restrito ao pessoal operacional. Para tal, é necessário que as entradas e portas estejam fechadas e que os sinais de aviso estejam devidamente assinalados.

De preferência, a utilização do laser deve ser confinada a uma área controlada com acesso restrito.

Todas as entradas do bloco operatório devem estar claramente assinaladas com um sinal amovível que contenha as palavras **"PERIGO"** e **"RADIAÇÃO LASER"**. Evite a exposição dos olhos ou da pele à radiação direta ou dispersa".

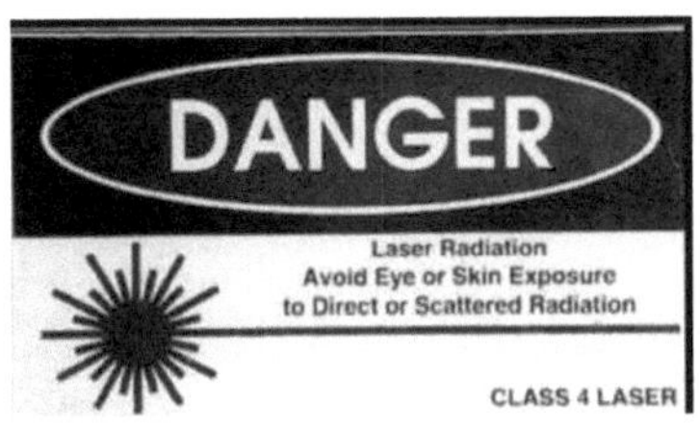

Está provado que os sinais amovíveis são mais eficazes para alertar as pessoas para a presença de perigo, uma vez que podem ser colados e removidos e não são tão susceptíveis de serem tomados como um sinal fixo.

Uma vez que as emissões de laser viajam em linha reta até serem obstruídas ou reflectidas, deve ter-se cuidado com o tipo de material que se encontra para além ou atrás do alvo pretendido. Isto é necessário para proteger os tecidos que não se destinam a tratamento e o pessoal cirúrgico da exposição acidental ao feixe de tratamento. Devem ser evitados instrumentos e superfícies altamente reflectores para impedir a reflexão do feixe laser em tecidos não visados.

2. EQUIPAMENTO DE PROTECÇÃO INDIVIDUAL:

Proteção dos olhos: A luz produzida por todos os lasers da Classe IV apresenta, por definição, um risco potencial de danos oculares, quer por visualização direta, quer por reflexão do feixe. Por conseguinte, todas as pessoas com o NHZ devem usar proteção ocular adequada, incluindo o doente. Esta proteção pode ser fornecida por **óculos** de segurança ou **dispositivos de rastreio**; no entanto, os meios seleccionados devem ser concebidos especificamente para utilização com o comprimento de onda particular da radiação laser.

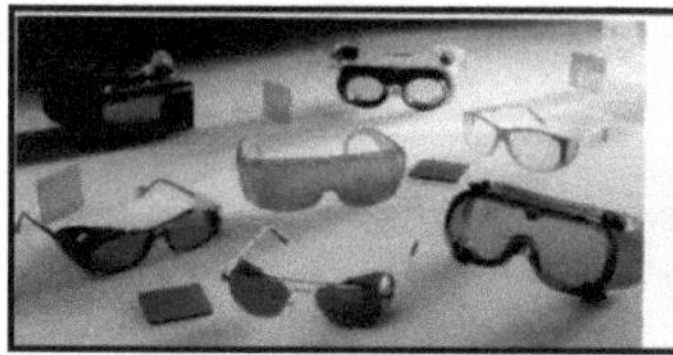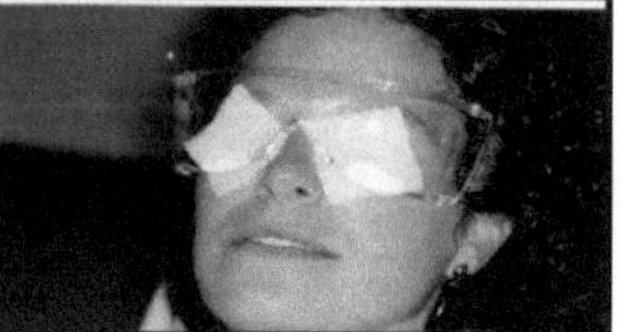

Ao selecionar o vestuário de proteção ocular adequado, devem ser considerados vários factores

(1) Comprimento de onda da emissão laser

(2) Limites máximos de exposição admissíveis

(3) Degradação do meio de absorção ou do filtro

(4) Densidade ótica dos óculos

(5) Limites de exposição radiante

(6) Necessidade de lentes de correção

(7) Requisitos de múltiplos comprimentos de onda

(8) Restrição da visão periférica

(9) Conforto e ajuste.

A densidade ótica é um dos factores mais importantes a considerar na escolha da proteção ocular para laser. A densidade ótica é o parâmetro que especifica o grau de atenuação da radiação incidente para um determinado material ótico. Os filtros para óculos de proteção contra laser são especificados de acordo com a sua densidade ótica (DO), que é determinada por uma fórmula matemática que tem em conta o comprimento de onda, a potência e o diâmetro do feixe. No caso dos lasers pulsados, é também tida em conta a duração do impulso e a taxa de repetição. O objetivo do OD é determinar o nível mínimo de atenuação necessário para reduzir a exposição do feixe ao olho para níveis relativamente seguros. Os óculos de proteção contra laser destinam-se a proporcionar um nível de proteção que pode ocorrer em caso de breves exposições acidentais e não devem ser utilizados para olhar diretamente para o feixe.

Controlo de contaminantes transportados pelo ar:

A pluma laser, que é o fumo ou vapor emitido a partir do local da cirurgia durante a exposição à energia laser, constitui uma preocupação especial. Este fumo deve ser considerado como potencialmente perigoso, tanto em termos de matéria específica como de infecciosidade. Embora seja altamente improvável que existam células tumorais viáveis na pluma de laser, foi referido que o ADN viral intacto pode ser libertado para o ar com o vapor criado durante o tratamento com laser de dióxido de carbono. Além disso, foi demonstrado que a exposição ao fumo do laser de dióxido de carbono tem efeitos nocivos no sistema respiratório em modelos animais.

Os contaminantes transportados pelo ar podem ser controlados por ventilação, evacuação ou outros métodos de proteção respiratória. A cirurgia com laser na cavidade oral ou perto das vias respiratórias exige uma evacuação suficiente da pluma para proteção do doente.

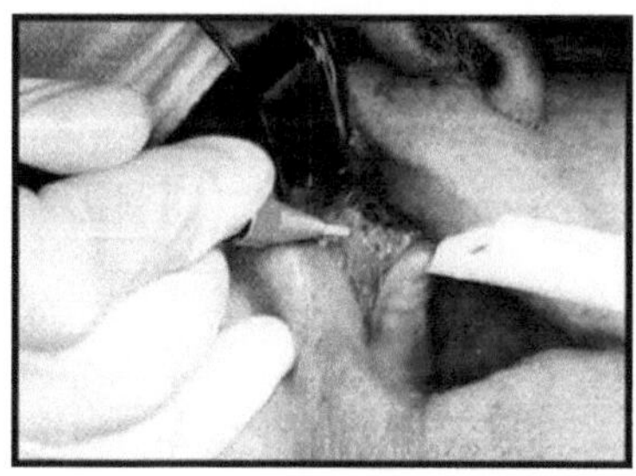

Os contaminantes transportados pelo ar devem ser removidos o mais próximo possível do ponto de origem através de evacuação e ventilação para o exterior, se possível, ou através de sistemas de filtragem de ar com recirculação. Deve manter-se sempre uma sucção adequada no campo cirúrgico, especialmente durante o tratamento de condições patológicas que se suspeite serem de origem viral, para limitar a possibilidade de propagação do vírus através da pluma de laser. Por conseguinte, o sistema de evacuação deve ser capaz de remover partículas tão pequenas como 0,3 μm com uma eficiência de, pelo menos, 80%. O filtro do sistema de evacuação deve ser mudado regularmente, de acordo com as instruções do fabricante, para manter um fluxo de ar completo e para evitar a possível acumulação de material infecioso. O pessoal cirúrgico deve usar máscaras que removam partículas tão pequenas como 0,3 μm. As máscaras cirúrgicas convencionais não são adequadas. Para proteção do pessoal do bloco operatório, devem ser usados óculos ou protectores faciais, bem como toucas e batas que protejam contra salpicos e luz laser.

3. CONTROLOS ADMINISTRATIVOS E PROCESSUAIS

As práticas operacionais seguras envolvem a proteção dos tecidos não alvo durante a cirurgia a laser na boca. Os instrumentos altamente reflectores e os que têm superfícies espelhadas devem ser evitados, uma vez que podem causar danos nos tecidos não visados. Também podem ocorrer danos na estrutura dentária quando o laser é utilizado de forma incorrecta. Para reduzir os riscos de efeitos indesejáveis do laser sobre os dentes e as estruturas de suporte, é essencial definir a potência e os períodos de tempo adequados. Foram recomendadas precauções especiais para a proteção dos dentes quando o laser de CO_2 é utilizado nos tecidos moles circundantes. A proteção dos dentes é necessária quando se utilizam lasers com potências elevadas e sempre que o feixe é dirigido em ângulos diferentes dos paralelos às superfícies dos dentes. A proteção pode ser utilizada como um método eficaz para evitar o contacto inadvertido do feixe com o esmalte dos dentes ou com as superfícies das raízes. Pode inserir uma espátula de cera n.º 7 ou a extremidade mais pequena de um elevador periosteal de Prichard no sulco gengival para servir de proteção eficaz quando se utiliza o laser em tecidos moles perto dos dentes.

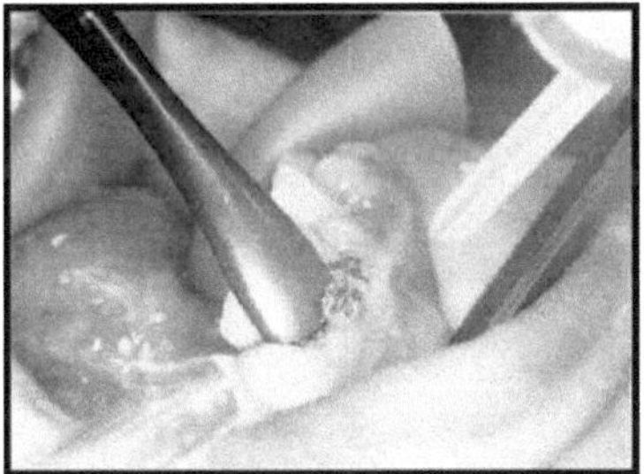

Os lasers de neodímio: YAG, árgon, hólmio e érbio:YAG também são capazes de ter efeitos destrutivos nos dentes a níveis de potência elevados. Foi demonstrado que o laser de hólmio e o laser de érbio:YAG ablacionam as estruturas duras dos dentes e, por conseguinte, devem ser utilizados com precaução quando se encontram perto dos dentes. No entanto, com definições mais baixas e quando aplicados corretamente, todos os lasers mencionados anteriormente podem ser utilizados eficazmente sem danos indesejados nos tecidos.[111]

CAPÍTULO 12: VANTAGENS E DESVANTAGENS

VANTAGENS

Algumas vantagens da terapia laser em relação à terapia convencional técnicas são;

1. Danos mínimos nos tecidos circundantes.

2. O feixe de laser exerce um efeito hemostático, selando os vasos sanguíneos com um intervalo de diâmetro inferior a 1 mm, tornando o campo de cirurgia isento de sangue. Isto permite uma excelente visibilidade e uma remoção precisa dos tecidos.

3. Precisão na destruição dos tecidos devido à boa visualização dos planos dos tecidos através de um microscópio operatório que proporciona um controlo preciso, juntamente com a iluminação e a ampliação do campo operatório

4. A redução da inflamação pós-operatória e do edema devido à selagem dos vasos linfáticos resulta num menor edema da ferida, não ocorrendo qualquer fuga serosa ou linfática para o tecido.

5. Existe pouca cicatriz pós-operatória, resultando em pouca induração ou restrição dos movimentos dos tecidos moles intra-oralmente e a área cicatrizada é macia à palpação

6. Redução da sensação de dor pós-operatória, uma vez que as terminações nervosas são seladas e fechadas.

7. Não é necessário pressionar ou suturar para fechar a ferida

8. O tempo de operação é reduzido ou pode ser efectuada uma destruição imediata do tecido.

9. Esterilização da ferida devido à redução da quantidade de microorganismos expostos à radiação laser.

10. Excelente cicatrização de feridas.

11. O tecido excisado a laser está disponível para exame histológico.

12. As células malignas ou as partículas de células imunologicamente activas são destruídas durante a cirurgia a laser e também a selagem dos vasos sanguíneos e linfáticos, o que permite evitar a propagação do tumor.

13. A cirurgia a laser requer um mínimo de instrumentação e de manuseamento do tecido circundante.

14. Qualquer recidiva da lesão pode ser facilmente tratada.

15. Capacidade do cirurgião, com a utilização de lasers, para visualizar a remoção de uma lesão e determinar com precisão a profundidade do tecido anormal a ser ressecado durante o procedimento cirúrgico.

16. A exposição do esmalte dentário ao laser provoca uma redução da desmineralização ou da permeabilidade do esmalte ou uma alternância morfológica microscópica que torna o esmalte mais resistente aos ácidos, diminuindo assim a atividade da cárie.

17. Não há radiação ionizante que provoque mutações celulares, como acontece com os raios X ou os raios gama.

DESVANTAGENS

As desvantagens são

1. O feixe de laser pode ferir o doente ou o operador através do feixe direto ou da luz reflectida, causando queimaduras na retina,

2. A exposição do laser à superfície dos dentes, quer seja acidental ou intencional, causa danos irreversíveis na polpa.

3. Normalmente, é necessária anestesia geral para os doentes submetidos a tratamento com laser na boca.

4. Se o feixe laser atingir um tubo anestésico combustível que esteja a transportar gases anestésicos, este entrará em combustão e pode ser fatal.

5. Atraso na cicatrização e na ferida devido à coagulação dos vasos sanguíneos e linfáticos e também devido ao atraso na regeneração epitelial.

6. Perda do retorno tátil ao incisar o instrumento laser.

7. Podem ser utilizadas soluções aquosas para a preparação e os tecidos devem ser secos, uma vez que os fluidos reduzem a eficiência do laser.

8. A remoção dos tecidos moles que cobrem o osso pode danificar o osso subjacente e provocar um atraso na cicatrização e o sequestro de

fragmentos ósseos desvitalizados.

9. Só está disponível nos hospitais.

10. É necessária uma pessoa com formação específica para a operação.

11. Custo elevado do equipamento.

CONCLUSÃO

A investigação e o desenvolvimento produziram muitos tipos diferentes de lasers para utilização em medicina dentária. Desde a sua introdução na medicina dentária que se espera que o laser venha a substituir a broca dentária. O principal objetivo é uma remoção de cáries mais precisa e indolor.

Anteriormente, o laser de dióxido de carbono e, atualmente, os lasers Nd: YAG, Er: YAG, árgon, Ho: YAG e excimer têm sido amplamente utilizados no domínio da medicina dentária conservadora e da endodontia.

As aplicações específicas destes lasers incluem o diagnóstico de cáries, a remoção de cáries, a polimerização de compósitos e GIC, a dessensibilização, o branqueamento de dentes descolorados, o condicionamento e a prevenção de cáries, o diagnóstico pulpar, o capeamento pulpar e a pulpotomia, a esterilização do canal radicular, a limpeza e a modelação do canal radicular e a apicoectomia.

As características especiais da radiação laser, como a precisão e o modo de aplicação sem contacto, parecem ser uma possibilidade promissora para melhorar o tratamento. As principais vantagens do laser incluem:

> (a) O campo operatório seco oferece assim uma excelente visibilidade durante os procedimentos de tratamento.

> (b) O laser minimiza a hemorragia ao selar os vasos sanguíneos.

(c) Resulta numa redução da contagem de bactérias, pelo que a utilização de lasers pode ser especialmente benéfica para os doentes com risco de bacteriemia.

(d) Com a utilização de lasers, a dor é reduzida a 90% do tempo e provoca cicatrizes mínimas.

Naturalmente, nenhum laser é capaz de realizar completamente todos os procedimentos necessários. Estão a ser utilizados clinicamente na prática dentária vários lasers com diferentes comprimentos de onda.

A seleção de um determinado comprimento de onda laser depende das suas características individuais de absorção dos tecidos e do seu modo de aplicação.

À medida que cada vez mais clínicos e investigadores descobrem as vantagens que os lasers têm para oferecer, a presença de lasers no consultório dentário tornar-se-á cada vez mais comum.

Alguns clínicos ainda estão hesitantes em entrar nesta área interessante devido ao tamanho e ao custo do equipamento. Os lasers continuarão a ser cada vez mais pequenos e menos dispendiosos. Isto é verdade para todas as tecnologias, considere a história dos computadores e das calculadoras de bolso. Os lasers originais não só eram grandes como tinham preços de seis dígitos. Os lasers dentários actuais são mais pequenos, leves, altamente portáteis e com preços mais razoáveis. Esperar por lasers mais baratos, mais recentes e mais pequenos, pode significar que a tecnologia vai passar-lhe ao lado.

A maioria dos utilizadores de laser refere um aumento das referências e dos rendimentos da clínica quando utilizados de forma ética e eficiente. Os pacientes sentem um desconforto mínimo no pós-operatório, o que leva a um aumento das referências.

Atualmente, o laser oferece ao dentista não só uma janela, mas também uma porta para esta área de alta tecnologia, gratificante e potencialmente lucrativa.

REFERÊNCIAS

1. Stabholz A, Leopold Y, Rosenberg Y, Moshonov J. Lasers em medicina dentária. Parte A--Desenvolvimento, características, estrutura, princípios de funcionamento e tipos de lasers. Refu'at ha-peh veha-shinayim (1993). 2001 Abr;18(2):11- 23.

2. TheodoreM.   Roberson,Haraldo.Heymann,Edward   J. Swift.Sturdevant's
   Art and Science of Operative Dentistry.4t ed.St.Louis;Mosby:2002

3. Parker S.Introdução, história dos lasers e produção de luz laser.Br Dent J.2007:202;21-31

4. Maiman   T.Radiação   ótica   estimulada   em Rubi.Nature:1960:187;493-494

5. Coluzzi DJ. Uma visão geral dos comprimentos de onda do laser utilizados em medicina dentária. Dental Clinics of North America. 2000 Oct;44(4):753-65.

6. Mathew Weschler: Como funciona o laser :www. howstuffworks. com/laser /htm

7. Adam Stabholz et al : Selagem de túbulos dentinários humanos por XeCl 308nm Excimerlaser. J Endod. 1993 19(6) :267-271

8. Albert Mehl, Matthias Folwaczny, , Comelius Haffner, , e Reinhard Hickel: Efeitos bactericidas da radiação laser Er:YAG de 2,94 Am em canais radiculares dentários J Endod 1999 25(7);490- 493

9. Donald J Coluzzi: uma visão geral dos comprimentos de onda do laser utilizados em medicina dentária: DCNA 2000 44(4):753-766

10. Cummings W. Charles. Otorrinolaringologia - Cirurgia de Cabeça e Pescoço; 1: 199212.

11. Douglas N. Dederich: Interação Laser/Tecido, J Am Dent Assoc. 1993 124, 57-61

12. Ingle, Bakland e Baumgartner, endodontia Ingle.6th ed.Hamilton,Ontário BC Decker inc;2008

13. Gupta S, Kumar S. Lasers em medicina dentária - Uma visão geral. Tendências Biomater ArtifOrgans. 2011 May 29;25(3):119-23

14. Pogrel MA. O laser de dióxido de carbono na cirurgia pré-protética de tecidos moles. J Prosthet Dent 1989;61:203-8.

15. Rechmann P. Dental laser research: selective ablation of caries, calculus, and microbial plaque: from the idea to the first in vivo investigation. Dent Clin North Am, 2004; 48:1077-1104

16. Comprimentos de onda de Nd:YAG e Er:YAG utilizados como ferramenta terapêutica na doença periodontal

17. Kautzky M, Susani M, Steurer M, Schenk P. Soft-tissue effects of the Holmium:YAG laser. Lasers Surg Med 1997;20:265-71.

18. Hendler BH, Gateno J, Mooar P, Sherk HH. Artroscopia da articulação temporomandibular com laser Holmium:YAG. J Oral Maxillofac Surg 1992;50:123-4.

19. Bansal N ROLE OF LASERS IN MUCOSAL LESIONS Libyan Dent J. 5: 17417892-http://dx. doi. org/10.5542. LDJ. v5i0. 2015;1741789(2).

20. Stabholz A, Sahar-Helft S, Moshonov J. Lasers em endodontia. Dental Clinics. 2004 Oct 1;48(4):809-32.

21. Cohen S, Liewehr F. Procedimentos de diagnóstico. Em: Cohen S, Burns RC, editores. Vias de acesso da polpa. 8ª edição. St. Louis (MO): Mosby; 2002; 3-30.

22. Bhatiya C-Laser in endodontics. ejbps, 2016, 3(3), 361-364

23. Odor, T.M., Pitt_Ford, T.R., McDonald, F. "Effect of wavelength and bandwidth on the clinical reliability of laser Doppler recordings", Endodontics and Dental Traumatology, 1996,12[1]:9-15.

24. Sasano, T., Nakajima, I., Shoji, N., Kuriwada, S., Sanjo, D., Ogino, H, Miyahara, T. "Possible application of transmitted laser light for the assessment of human pulpal vitality", Endodontics and Dental Traumatology, 1997,13[2]:88-91.

25. Kobayashi, K., Sato, Y., Osada, R., Sakuraba, E., Nomura, T.Arai, T., Nakamura, J., A Cox, C.F. "Nd:YAG laser irradiation of the humandental pulp: implications as a predictor of pulp hemodynamics", Lasers inSurgery and Medicine, 2000,26[3]:270-6.

26. Chaiyavej, S., Yamamoto, H., Takeda, A., Suda, H. "Response of feline intradental nerve fibers to tooth cutting by Er:YAG laser", Lasers in Surgery and Medicine,2000,27[4]:341-9.

27. Wakabayashi, H., Hamba, M., Matsumoto, K., Tachibana, H. "Effect of irradiation by semiconductor laser on responses evoked in trigeminal caudal neurons by tooth pulp stimulation", Lasers in Surgery and Medicine, 1993,13[6]:605-10.

28. Moritz A, Schoop U, Goharkhay K e Sperr W, "The CO2 laser as an aid in direct pulp capping" Journal of Endodontics, 24, 248-251. 1998.

29. Parker S, "Low level laser use in dentistry" (Utilização de laser de baixa intensidade em medicina dentária) British Dental Journal, 202, 131-138. 2007

30. Alexander Asokan, Bharath KP, Halasawmy V. kambalimath, e Raju U. Patil, "Laser - Aplicações multifásicas em odontologia." International Journal of Dental Sciences and Research, vol. 2, no. 6B (2014): 26-30. doi: 10.12691/ijdsr-2-6B-8.

31. Melcer J, Chaumate MT, Melcer F, Zeboulon S, Hasson R, Merard R, et al. Relatório preliminar do efeito do raio laser de CO2 na polpa dentária do primata Macaca Mulatta e do cão beagle. J Endod 1985;11:1-5.

32. Shoji S, Nakamura M, Horiuchi H. Alterações histopatológicas em polpas dentárias irradiadas por laser de CO2: um relatório preliminar sobre pulpotomia a laser. J Endod 1985;11:379-84.

33. White JM, Fagan MC e Goodis HE, "Intrapulpal temperature during pulsed Nd:YAG laser treatment of dentin, in vitro", *Journal of Periodontology*, 65, 255-259. 1994.

34. Asnaashari M, Moeini M. Eficácia dos lasers no tratamento da hipersensibilidade dentinária. J Lasers Med Sci 2013; 4(1):1-7

35. Ladalardo TC, Pinheiro A, Campos RA, Brugnera Júnior A, Zanin F, Albernaz PL, Weckx LL. Laserterapia no tratamento da hipersensibilidade dentinária. Revista Brasileira de Odontologia. 2004;15(2):144-50.

36. Grossman L Um método sistemático para o tratamento da dentina hipersensível. J Am Dent Assoc (1935) 22; 592-598

37. Kimura Y, Wilder-Smith P, Yonaga K, Matsumoto K: Tratamento da hipersensibilidade da dentina com lasers: uma revisão. J Clin Periodontol 2000; 27: 715-721. C Munksgaard, 2000.

38. Kawe Goharkhay et al, Laser treatment of hypersensitive dentin:

comparative SEM investigations, J oral Laser Applications 2007; 7: 211223.

39. Lan, W.-H. & Liu, H.-C. (1995) Selagem de túbulos dentinários humanos por laser Nd:YAG.Journal of Clinical Laser Medicine & Surgery 13,329- 333.

40. Morioka, T., Suzuki, K. & Tagomori, S.(1984) Effect of beam absorptive mediators on acid resistance of surface enamel by Nd-YAG laser irradiation. Journal of Dental Health 34, 40-44.

41. Schwarz F, Arweiler N, Georg T, Reich E. Efeitos dessensibilizantes de um laser Er:YAG na dentina hipersensível. Um estudo clínico prospetivo e controlado. J Clin Periodontol 2002;29:211-215.

42. Yamaguchi, M., Ito, M., Miwata, T., Horiba, N., Matsumoto, T. Nakamura, H., Fukaya, M. [Estudo clínico sobre o tratamento de dentina hipersensível por díodo laser GaAlAs utilizando o teste duplamente cego], Aichi-Gakuin Journal of Dental Science, 1990,28[2]:703-7.

43. Yonaga, K., Kimura, Y., Matsumoto, K. "Tratamento da hipersensibilidade dentinária cervical através de vários métodos utilizando o laser Nd:YAG pulsado" Journal of Clinical Laser Medicine and Surgery, 1999,17[5]:205-10

44. Lan, W.H., Liu, H.C., Lin, C.P. "The combined occluding effect of sodium fluoride varnish and Nd:YAG laser irradiation on human dentinal tubules", Journal of Endodontics, 1999,25 [6] :424-6.

45. Hoji, T. [Efeitos da irradiação de laser suave na dor dentária], Gifu Shika GakkaiZasshi, 1990,17[2]:534-46.

46. Stabholz, A., Neev, J., Liaw, L.H., Stabholz, A., Khayat, Torabinejad, M. "Sealing of human dentinal tubules by XeCl 308-nm excimer laser", Journal of Endodontics, 1993,19[6] :267-71.

47. Moller AJ, Fabricius L, Dahlen G, Ohman AE, Heyden G. Influência nos tecidos periapicais de bactérias orais indígenas e tecido pulpar necrótico em macacos. Scand J Dent Res 1981;89: 475-84

48. da Silva Beraldo ÂJ, Silva RV, da Gama Antunes AN, Silveira FF, Nunes E. Avaliação em microscopia eletrônica de varredura da remoção da smear layer utilizando EDTA isolado ou entrelaçado com hipoclorito de sódio. Iranian endodontic journal. 2017;12(1):55.

49. Violich DR, Chandler NP. A smear layer em endodontia - uma revisão. Revista internacional de endodontia. 2010 Jan 1;43(1):2-15.

50. Pashley DH. Smear layer: considerações fisiológicas. Oper Dent Suppl 1984;3:13-29.

51. Oguntebi BR. Infeção dos túbulos dentinários e implicações da terapia endodôntica. Int EndodJ 1994;27:218-22.

52. Kumar T, Gill GS, Rani S. Laser em Endodontia.

53. Stabholz A, Zeltzser R, Sela M, Peretz B, Moshonov J, Ziskind D. A utilização de lasers em medicina dentária: princípios de funcionamento e aplicações clínicas

54. Goodis, H.E., White, J.M., Marshall, S.J., Marshall, G.W. "Scanning electron microscopic examination of intracanal wall dentin: hand versus laser treatment", Scanning Microscopy, 1993,

7[3]: 979-87.

55. Moshonov, J., Sion, A., Kasirer, J., Rotstein, I., Stabholz, A. "Efficacy of argon laser irradiation in removing intracanal debris", Oral Surgery, Oral Medicine, Oral Pathology, Oral Radiology and Endodontics, 1995, 79[2]: 221-5.

56. Blum, J.Y., Abadie, M.J. "Study of the Nd:YAP laser. Effect on canal cleanliness", Journal of Endodontics, 1997, 23[11]: 669-75.

57. Harashima, T., Takeda, F.H., Kimura, Y., Matsumoto, K. "Effect of Nd:YAG laser irradiation for removal of intracanal debris and smear layer in extracted human teeth", Journal of Clinical Laser Medicine and Surgery, 1997, 15[3]: 131-5.

58. Takeda, F.H., A Harashima, T., Eto, J.N., A Kimura, Y., Matsumoto. K. "Effect of Er:YAG laser treatment on the root canal walls of human teeth: an SEM study", Endodontics and Dental Traumatology,1998,14[6]:270-3.

59. Harashima, T., Takeda, F.H., Zhang, C., Kimura, Y., Matsumoto, K. "Effect of argon laser irradiation on instrumented root canal walls", Endodontics and Dental Traumatology, 1998,14[1]:26-30.

60. Takeda, F.H., Harashima, T., Kimura, Y., Matsumoto, K. "Comparative study about the removal of smear layer by three types of laser devices", Journal of Clinical Laser Medicine and Surgery, 1998, 16[2]: 117-22.

61. Matsuoka, E., Kimura, Y., Matsumoto, K. "Studies on the removal of debris near the apical seats by Er:YAG laser and assessment with a fiberscope", Journal of Clinical Laser Medicine and Surgery, 1998, 16[5]: 255-61.

62. Takeda, F.H., Harashima, T., Kimura, Y., Matsumoto, K. "A comparative study of the removal of smear layer by three endodontic irrigants and two types of laser", International Endodontic Journal, 1999, 32[1]: 32-9.

63. Goya, C., Yamazaki, R., Tomita, Y., Kimura, Y., Matsumoto, K. "Effects of pulsed Nd:YAG laser irradiation on smear layer at the apical stop and apical leakage after obturation", International Endodontic Journal, 2000,33[3]: 266-71.

64. Tewfik, H.M., Pashley, D.H., Horner, J.A., Sharawy, M.M. "Structural and functional changes in root dentin following exposure to KTP/532 laser", Journal of Endodontics, 1993, 19[10]: 492-7.

65. Machida, T., Wilder_Smith, P., Arrastia, A.M., Liaw, L.H., Berns, M.W. "Root canal preparation using the second harmonic KTP :YAG laser: a thermographic and scanning electron microscopic study", Journal of Endodontics, 1995, 21[2]: 88-91.

66. Read, R.P., Baumgartner, J.C., Clark, S.M. "Effects of a carbon dioxide laser on human root dentin", Journal of Endodontics, 1995, 21[1]: 4-8.

67. Khan, M.A., Khan, M.F., Khan, M.W., Wakabayashi, H., Matsumoto, K. "Effect of laser treatment on the root canal of human teeth", Endodontics and Dental Traumatology, 1997,13[3]:139-45.

68. Yamaguchi, H., Kobayashi, K., Osada, R., Sakuraba, E., Nomura, T., Arai, T, Nakamura, J. "Effects of irradiation of an erbium:YAG laser on root surfaces", JournalofPeriodontology, 1997, 68[12]: 1151-5.

69. Miserendino, L.J., Levy, G.C., Rizoiu, I.M. "Effects of Nd:YAG

laser on the permeability of root canal wall dentin", Journal of Endodontics, 1995, 21[2]: 83-7.

70. Levy, G., Rizoiu, I., Friedman, S., Lam, H. "Pressure waves in root canals induced by Nd: YAG laser", Journal of Endodontics, 1996, 22[2]: 81-4.

71. Friedman, S, Komorowski, R., Maillet, W., Nguyen, H.Q., Torneck, C.D. "Susceptibility ofNd:YAG laser-irradiated root surfaces in replanted teeth to external inflammatory resorption", Endodontics and Dental Traumatology, 1998,14[5]:225-31.

72. Lan, W.H. "Temperature elevation on the root surface during Nd:YAG laser irradiation in the root canal", Journal of Endodontics,1999,25[3]:155- 6.

73. Koba, K., Kimura, Y., Matsumoto, K., Watanabe, H., Shinoki, T., Kojy, R., Ito, M. "Post-operative symptoms and healing after endodontic treatment of infected teeth using pulsed Nd:YAG laser", Endodontics and Dental Traumatology, 1999,15[2]:68-72.

74. Kimura, Y., Yu, D.G.,Kinoshita, J., Hossain, M.. Yokoyama, K.Murakami, Y,Nomura, K., Takamura, R., Matsumoto, K. "Effects of erbium, chromium: YSGG laser irradiation on root surface: morphological and atomic analytical studies", Journal of Clinical Laser Medicine and Surgery, 2001, 19[2]: 69-72.

75. Stabholz A, Kettering J, Neev J, Torabinejad M. Effects of the XeCl excimer laser on Streptococcus mutans. Jornal de endodontia. 1993 maio 1;19(5):232-5.

76. Hardee MW, Miserendino LJ, Kos W, Walia H. Avaliação dos efeitos antibacterianos da irradiação intracanal com laser Nd: YAG.

Jornal de endodontia. 1994 Aug 1;20(8):377-80.

77. Moshonov J, 0rstavik D, Yamauchi S, Pettiette M, Trope M. Irradiação laser Nd: YAG na desinfeção do canal radicular. Dental Traumatology. 1995 Oct 1;11(5):220-4.

78. Fegan, S.E., Steiman, H.R. "Comparative evaluation of the antibacterial effects of intracanal Nd:YAG laser irradiation: an in vitro study", Journal of Endodontics,1995, 21[8[:415-7.

79. Blum, J.Y., Michailesco, P., Abadie, M.J. "An evaluation of the bactericidal effect of the Nd:YAP laser", Journal of Endodontics, 1997, 23[9]: 593-5.

80. Ramskold, L.O., Fong, C.D., Stromberg, T. "Thermal effects and antibacterial properties of energy levels required to sterilize stained root canals with an Nd:YAG laser", Journal of Endodontics, 1997, 23[2]: 96100.

81. Moritz, A., Schoop, U., Goharkhay, K., Jakolitsch, S., Kluger, W, Wernisch, J., Sperr, W. "The bactericidal effect ofNd:YAG, Ho:YAG, and Er:YAG laser irradiation in the root canal: an in vitro comparison", Journal of Clinical LaserMedicine and Surgery, 1999,17[4]:161-4.

82. Le_Goff, A., Dautel_Morazin, A., Guigand, M., Vulcain, J.M, Bonnaure_Mallet, M. "An evaluation of the CO2 laser for endodontic disinfection", Journal of Endodontics, 1999,25[2]:105-8.

83. Mehl, A., Folwaczny, M., Haffner, C., Hickel, R. "Bactericidal effects of 2.94 microns Er:YAG-laser radiation in dental root canals" , Journal of Endodontics, 1999, 25[7]: 490-3.

84. Berkiten, M., Berkiten, R., Okar, I. "Comparative evaluation of antibacterial effects ofNd:YAG laser irradiation in root canals and dentinal tubules", Journal of Endodontics, 2000, 26[5]:268-70.

85. Juric IB, Anic I. A utilização de lasers na desinfeção e limpeza de canais radiculares: AReview. Ata stomatologica Croatica. 2014 Mar;48(1):6.

86. Koba K, Kimura Y, Matsumoto K, Takeuchi T, Ikarugi T, Shimizu T. Um estudo histopatológico das alterações morfológicas na sede apical e na região periapical após irradiação com um laser Nd:YAG pulsado. Int Endod J. 1998 Nov;31(6):415-20

87. K Anupama Efeito do laser de díodo quando utilizado isoladamente ou em combinação com vários irrigantes nos micróbios do canal radicular - um estudo in vivo IJRD 3, 2017

88. Bader C, Krejci I. Indicações e limitações das aplicações do laser Er: YAG em medicina dentária. Americanjournal of dentistry. 2006;19(3):178- 86.

89. Balakrishna N, Moogi P, Kumar G V, Prashanth B R, Shetty NK, Rao KR. Efeito da irrigação convencional e da desinfeção fotoactivada em *Enterococcus faecalis* nos canais radiculares: Um estudo *in vitro*. J Conserv Dent 2017;20:125-8

90. Eto JN, Niu W, Takeda FH, Kimura Y, Matsumoto K. Alterações morfológicas e atómicas analíticas da dentina da parede do canal radicular após tratamento com solução de Ag(NH3)2F a trinta e oito por cento e laser de CO2. J Clin Laser Med Surg 1999;17:19-24

91. Yokoyama, K., Matsumoto, K., Murase, J. "Permeabilidade da parede do canal radicular e oclusão dos túbulos dentinários por

Ag(NH3)2F: uma comparação da utilização combinada com laser Nd: YAG pulsado ou iontoforese", Journal of Clinical Laser Medicine and Surgery, 2000, 18[1]: 9-14.

92. Vertucci F, Beatty R. Fuga apical associada a técnicas de retropreenchimento: um estudo com corantes. J Endod 1986;12:331-6.

93. Asnaashari M, Fekrazad R, Menshadi FD, Seifi M. O efeito da irradiação laser Er, Cr: YSGG na fuga apical da cavidade retrógrada. Jornal endodôntico iraniano. 2009;4(4):144.

94. Gilheany PA, Figdor D, Tyas MJ. Permeabilidade apical da dentina e microinfiltração associadas à ressecção da extremidade radicular e à obturação retrógrada. Journal of Endodontics. 1994 Jan 1;20(1):22-6.

95. Weichman JA, Johnson FM. Utilização do laser em endodontia. Uma investigação preliminar. Oral Surg Oral Med Oral Pathol 1971;31:416-20.

96. Miserendino LL. A apicoectomia a laser: aplicação endodôntica do laser de CO2 para cirurgia periapical. Oral Surg Oral Med Oral Pathol 1988;66:615- 9.

97. Tuchin VV, Chiou A, Heinemann SH. Handbook of biophotonics. Popp J, editor. Wiley; 2011.

98. Friedman S, Rotstein I, Mahamid A. Eficácia in vivo de vários retropreenchimentos e do laser de CO2 na cirurgia apical. Endod Dent Traumtol 1991;7:19-25.

99. Convissar RA. Princípios e prática da odontologia a laser-E-Book. Elsevier Ciências da Saúde; 2015 Mar 6.

100. Levy, G.C., Koubi, G.F. "Uma técnica experimental para reparar dentes fissurados utilizando fosfato de cálcio, fundido por um raio laser: uma avaliação in vitro, Compendium", 1993,14[11]: 1444, 1446, 1448-52; questionário 1452.

101. Arakawa, S., Cobb, C.M., Rapley, J.W., Killoy, W.J., Spencer, P. "Treatment of root fracture by CO2 and Nd:YAG lasers: an in vitro study", Journal of Endodontics, 1996,22[12]:662-7.

102. Lin, C.P., Lin, F.H., Tseng, Y.C., Kok, S.H., Lan, W.H., Liao, J.D. "Treatment of tooth fracture by medium energy CO2 las er and DP-bioactive glass paste: compositional, structural, and phase changes of DP-bioglass paste after irradiation by CO2 laser", Biomaterials, 2000,21[6]:637-43.

103. Lin, C.P., Lee, B.S., Lin, F.H., Kok, S.H., Lan, W.H. "Phase, compositional, and morphological changes of human dentin after Nd:YAG laser treatment", Journal of Endodontics,2001,27[6]:389-93.

104. Stabholz, A., Khayat, A., Ravanshad, S.H., McCarthy, D.W., Neev, J, Torabinejad, M. "Effects of Nd:YAG laser on apical seal of teeth after apicoectomy and retrofill", Journal of Endodontics, 1992,18[8]:371-5.

105. Wong, W.S., Rosenberg, P.A., Boylan, R.J., Schulman, A. "A comparison of the apical seals achieved using retrograde amalgam fillings and the Nd:YAG laser", Journal of Endodontics, 1994, 20[12]: 595-7.

106. Mor, C., Stabholz, A., Neev, J., Rotstein, I. "Efficacy of XeCl-308 excimer laser in fusing hydroxyapatite to seal the root apex", Endodontics and Dental Traumatology, 1995, 11[4]: 169-71.

107. Yamazaki, R., Goya, C., Tomita, Y., Kimura, Y., Matsumoto, K. "Study on apical leakage of the teeth after argon laser treatment and obturation, Journal of Clinical Laser Medicine and Surgery, 1999, 17[3]: 121-5.

108. Amyra T, Walsh LT. Uma avaliação das técnicas de desidratação dos canais radiculares utilizando radiação laser infravermelha. Australian Endodontic Journal. 2000 Aug 1;26(2):78-80.

109. Koba, K., Kimura, Y., Matsumoto, K., Gomyoh, H., Komi, S.,Harada, S., Tsuzuki, N., Shimada, Y. "A clinical study on the effects of pulsed Nd:YAG laser irradiation at root canals immediately after pulpectomy and shaping", Journal of Clinical Laser Medicine and Surgery, 1999, 17[2]: 53-6.

110. Yu, D.G., Kimura, Y., Tomita, Y., Nakamura, Y., Watanabe, H. Matsumoto, K. "Estudo sobre os efeitos da remoção de materiais de obturação e limas partidas dos canais radiculares utilizando o laser Nd:YAG pulsado", Journal of Clinical Laser Medicine and Surgery, 2000,18[1]:23-8.

111. Sliney DH. Segurança do laser. Lasers SurgMed 1995;16(3):215-25.

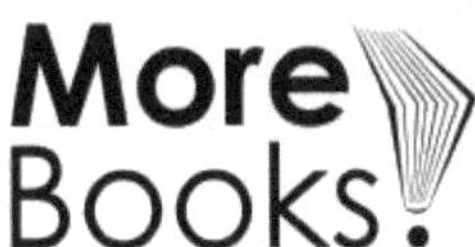

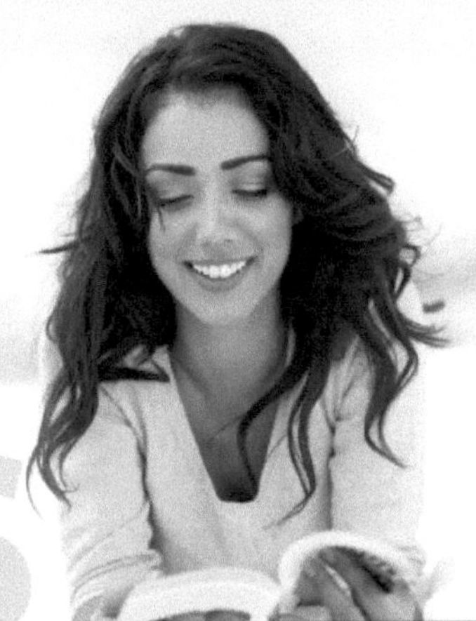

yes
I want morebooks!

Buy your books fast and straightforward online - at one of world's fastest growing online book stores! Environmentally sound due to Print-on-Demand technologies.

Buy your books online at
www.morebooks.shop

Compre os seus livros mais rápido e diretamente na internet, em uma das livrarias on-line com o maior crescimento no mundo! Produção que protege o meio ambiente através das tecnologias de impressão sob demanda.

Compre os seus livros on-line em
www.morebooks.shop

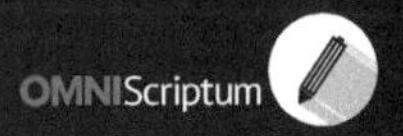

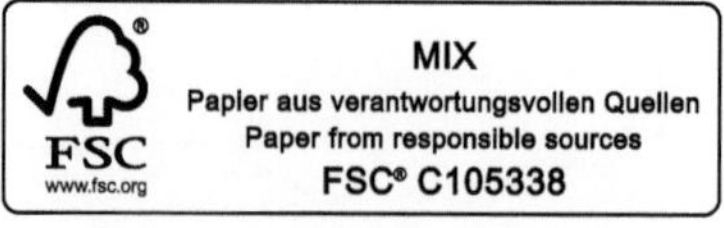

Printed by Books on Demand GmbH, Norderstedt / Germany